Dieses Buch ist allen gewidmet,
die sich bemühen,
wie der Barmherzige Samariter
zu handeln.

MENSCHEN *helfen* MENSCHEN

Der Barmherzige Samariter als Leitbild und in der Kunst

FRIEDRICH-AUGUST VON METZSCH

Inhalt

Vorwort

Die Fürsorge für andere Menschen, insbesondere für schwächere, ist nicht nur eine Möglichkeit, sondern eine Notwendigkeit für das menschliche Zusammenleben. Es gehört zur Eigenart menschlicher Existenz, dass sie nur mit gegenseitiger Hilfe überleben kann. Das Streben nach Individualismus hat zu hohen Leistungen geführt, doch darf nicht übersehen werden, dass die eigene Vorteilsuche ohne Beachtung des Nächsten zu Lasten anderer Menschen geht und darüber hinaus die Grundlage schwächt, auf der menschliches Leben beruht.[1]

Deshalb möchte ich in diesem Buch darstellen, wie wichtig wir für unseren Nächsten sind und wie wichtig der Nächste für uns ist. Als Grundlage dafür eignet sich das Gleichnis vom Barmherzigen Samariter.[2] Es enthält eine alltägliche Geschichte: Ein Verletzter liegt auf der Straße und Menschen gehen vorbei, ohne ihn zu beachten. Manche sehen den elenden Menschen wohl, fühlen sich aber nicht zuständig. Schließlich kommt ein Fremder, von dem man es gar nicht erwartet, und hilft.

Ich will versuchen zu erklären, welche Bedeutung das Gleichnis aus dem Lukas-Evangelium für jeden von uns hat. Dabei habe ich stets die Helferinnen und Helfer unserer Tage im Blickfeld, die sich im Samariterdienst engagieren, gleich gut, ob bezahlt oder ehrenamtlich, ob organisiert oder aus freien

Stücken und in stiller Hingabe. Sie sollen erkennen, wie sie, vielleicht ohne es zu wissen, ein Werk im Geist des Evangeliums tun. Das Buch richtet sich aber auch an diejenigen, die bisher vorübergingen oder zuschauten. Ihnen soll gezeigt werden, dass die Zuwendung zum Mitmenschen dem Leben mehr Sinn geben kann, als ausschließliche Befriedigung eigener Bedürfnisse. Ihnen soll Mut gemacht werden, sich anderen Menschen gegenüber als Nächste zu fühlen und ihnen als solche zu begegnen.[3]

Bilder aus verschiedenen Epochen der Kunstgeschichte sollen das Gleichnis visuell einprägen. Fast alle Maler geben dem Samariter Attribute eines wohlhabenden Mannes und wollen damit zum Ausdruck bringen, dass von jedem, der gesund ist und keine Not leidet, Hilfe geleistet werden kann.

Mein herzlicher Dank gilt allen, die diese Arbeit unterstützt und kritisch begleitet haben. Ich nenne sie in der Reihenfolge, in der sie Anregungen gaben:
Gerhard Küfner, Leiter des Diakoniewerks Hohenbrunn und Landespfarrer der Johanniter-Unfall-Hilfe e.V., Landesverband Bayern,
Dr. jur. Albrecht Graf v. Rechberg, Landesbeauftragter des Malteser-Hilfsdienstes in Bayern,
Ruprecht Graf zu Castell-Rüdenhausen, Ordensdekan des Johanniterordens,
Professor Dr. Wieland Weiss, Vorstand des Kreisverbandes Würzburg der Johanniter-Unfall-Hilfe e. V.,
Superintendent Friedrich Jacob, Werdau/Sachsen, Präsidiumsmitglied der Johanniter-Unfall-Hilfe e. V., Berlin,
Professor Dr. Otto Speck, Lehrstuhl für Heilpädagogik der Universität München,
Johanniterschwester Gela v. Bünau, Gronau,
Dr. theol. Günther Bauer-Tornack, GF Innere Mission München,
Professor Dr. Karljörg Schäflein, Präsident der Katholischen Fachhochschule für Sozialwesen, München,
Superintendent i.R. Martin Voigt, Lüneburg, vormals Rektor des Predigerseminars der VELKD, Pullach,
Professor Dr. Dr. theol. Otto Böcher, Universität Mainz.
Der Inhalt dieses Buches war mehrfach Gegenstand von Diskussionen und ich danke allen, die bei solchen Gelegenheiten Anregungen gegeben haben.

München im Januar 1998

F.-A. v. Metzsch

1. Das Gleichnis vom Barmherzigen Samariter

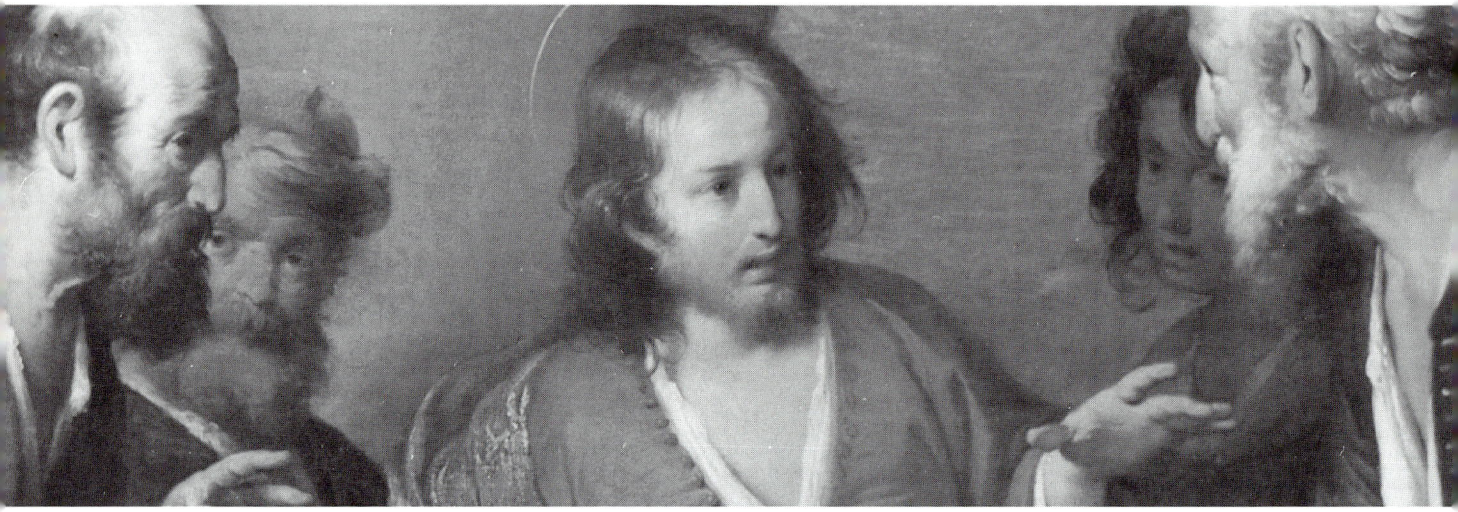

Bild 1
Jesus debattiert mit den Schriftgelehrten, den damaligen geistigen Führern des Volkes, und erzählt seine Botschaft in Gleichnissen. Bernardo Strozzi, Museum der Bildenden Künste Budapest, Esterhazy Collection.[4]

Einführung in das Gleichnis

Jesus erzählt die Geschichte vom Barmherzigen Samariter, der unerwartet Hilfe leistet, auf die Frage eines Schriftgelehrten, der Jesus auf die Probe stellen wollte. Wie bei anderen Gelegenheiten wählt Jesus für sein Gleichnis einen Außenseiter der jüdischen Gesellschaft.[5] Samariter, richtiger Samaritaner, die Bewohner von Samaria, hatten nach dem babylonischen Exil nicht alle heidnischen Bräuche abgelegt.[6] Sie hatten ohne Einwilligung der Juden einen eigenen Tempel auf dem Berg Garizim gebaut. Weil die Juden darauf bestanden, dass es nur einen Tempel in Jerusalem geben dürfe, lagen sie mit ihnen im Streit. Man konnte einem Samaritaner nichts Gutes zutrauen.[7]

Weil die Aussagen der Bibel in unsere abendländische Kultur eingegangen sind, ist es heute schwer zu erkennen, wie ungewöhnlich es war, was Jesus predigte.[8] Von seinen Zeitgenossen wurden seine Gleichnisse oft als paradox empfunden. Auch heute fordern sie zum Nachdenken heraus und sind dadurch so unerhört aktuell.

Die Geschichte vom Barmherzigen Samariter ist streng genommen kein Gleichnis, sondern eine Beispielgeschichte. Im folgenden Text soll aber doch die in Laienkreisen übliche Bezeichnung »Gleichnis« verwendet werden.

Das Gleichnis vom Barmherzigen Samariter[9] im Lukas-Evangelium, Kapitel 10:

25 Und siehe, da stand ein Schriftgelehrter auf, ver-
suchte ihn [Jesus] und sprach: Meister, was muss
ich tun, dass ich das ewige Leben ererbe?
26 Er [Jesus] aber sprach zu ihm: Was steht im Ge-
setz geschrieben? Was liest du?
27 Er [der Schriftgelehrte] antwortete und sprach:
»Du sollst den Herrn, deinen Gott, lieben von ganzem Herzen, von ganzer Seele, von allen Kräften und von ganzem Gemüt[10], und deinen Nächsten wie dich selbst.«
28 Er [Jesus] aber sprach zu ihm: Du hast recht ge-
antwortet; tu das, so wirst du leben.

29 Er [der Schriftgelehrte] aber wollte sich selbst
rechtfertigen und sprach zu Jesus: Wer ist denn
mein Nächster?
30 Da antwortete Jesus und sprach: Es war ein
Mensch, der ging von Jerusalem hinab nach Je-
richo und fiel unter die Räuber; die zogen ihn aus
und schlugen ihn und machten sich davon und
ließen ihn halb tot liegen.
31 Es traf sich aber, dass ein Priester dieselbe Straße
hinabzog; und als er ihn sah, ging er vorüber.
32 Desgleichen auch ein Levit: als er zu der Stelle
kam und ihn sah, ging er vorüber.
33 Ein Samariter aber, der auf der Reise war, kam
dahin; und als er ihn sah, jammerte er ihn;
34 und er ging zu ihm, goss Öl und Wein auf
seine Wunden und verband sie ihm, hob ihn auf
sein Tier und brachte ihn in eine Herberge und
pflegte ihn.
35 Am nächsten Tag zog er zwei Silbergroschen her-
aus, gab sie dem Wirt und sprach: Pflege ihn; und
wenn du mehr ausgibst, will ich dir's bezahlen,
wenn ich wiederkomme.

36 Wer von diesen dreien, meinst du, ist der Nächs-
te gewesen dem, der unter die Räuber gefallen
war?
37 Er [der Schriftgelehrte] sprach: Der die Barmher-
zigkeit an ihm tat. Da sprach Jesus zu ihm: So geh
hin und tu desgleichen!

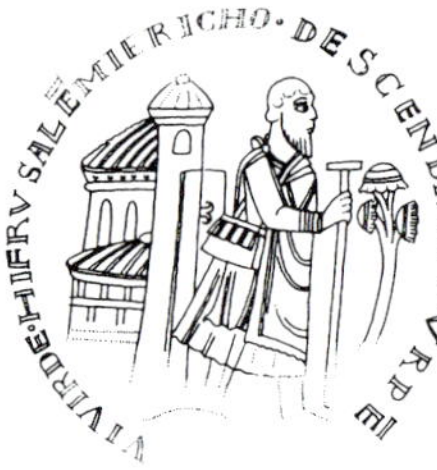

Ein Mensch ging von Jerusalem nach Jericho hinab

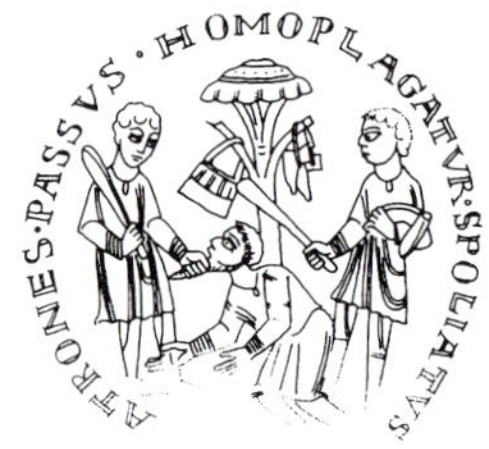

Räuber schlugen ihn nieder

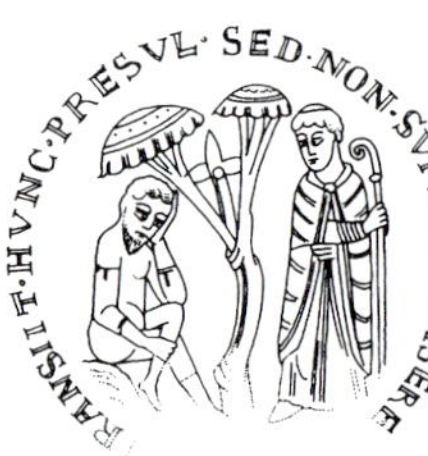

Ein Priester ging vorbei, ohne dem Elenden zu helfen

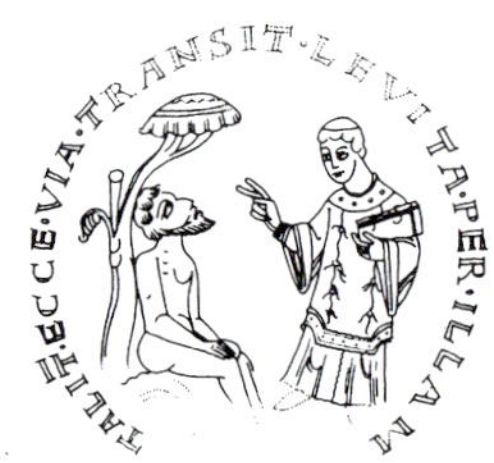

Auch ein Levit ging vorbei

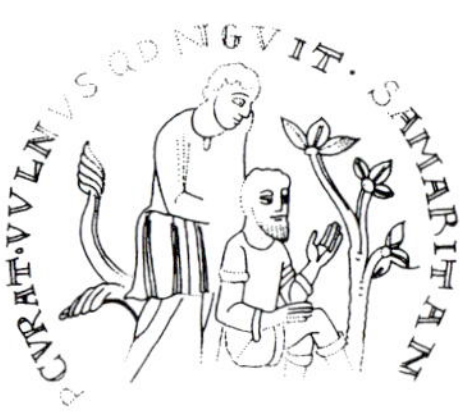

Doch ein Samariter versorgte die Wunden

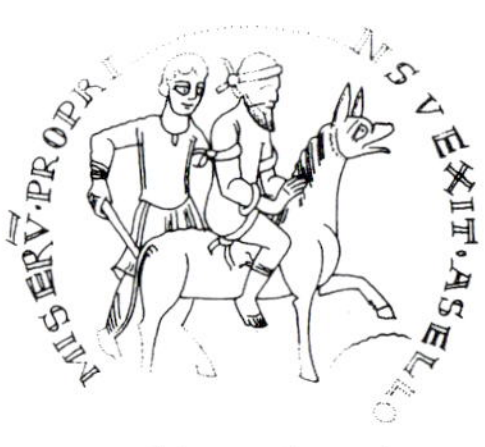

und brachte den Verletzten in eine Herberge.

Bild 2
Bilder vom Barmherzigen Samariter auf der Hansaschüssel vom Hof Mulbach. Hansaschüsseln sind rituelle Reinigungsschüsseln aus Bronze, die in Frauenklöstern des 11. und 12. Jahrhunderts in Gebrauch waren. Die im Inneren eingravierten Bilder von biblischen Szenen sollten die Benutzerinnen zur Tugend und zur Gottesliebe ermahnen.[78]

Die Fragen des Schriftgelehrten

Die erste Frage des Schriftgelehrten lautet: »Meister, was muss ich tun, dass ich das ewige Leben ererbe?« Ewiges Leben war ein Begriff jüdischer Tradition und Hoffnung. Der Auffassung, dass man das ewige Leben »ererben« könne, dass es den Nachkommen Abrahams als Erbe zufalle, musste allerdings bereits Johannes der Täufer entgegentreten.[11] Die Einheitsübersetzung spricht davon, das ewige Leben zu gewinnen. Die Christenheit bittet im Gottesdienst: » ... und *führe* uns zum ewigen Leben«. Es handelt sich offenbar um einen Weg, der Führung braucht, weil ihn niemand allein finden kann.

Es regen sich Zweifel, ob es in unserer Zeit noch eine brennende Frage ist, wie man das ewige Leben gewinnen kann. Wer heute überhaupt noch ein Bedürfnis zur Rechtfertigung spürt, sucht diese eher vor sich selbst und seinen Mitmenschen.[12] Vielleicht liegt dem einen oder anderen deshalb eher eine Formulierung wie:
»Was muss ich tun, um im Leben nicht zu versagen?«
»Wie komme ich zum inneren Frieden?«
»Was muss ich tun, damit mein Leben gelingt?«
»Wie werde ich glücklich?«
»Was macht mich glücklich?«
»Wie gebe ich meinem Leben einen Sinn?«

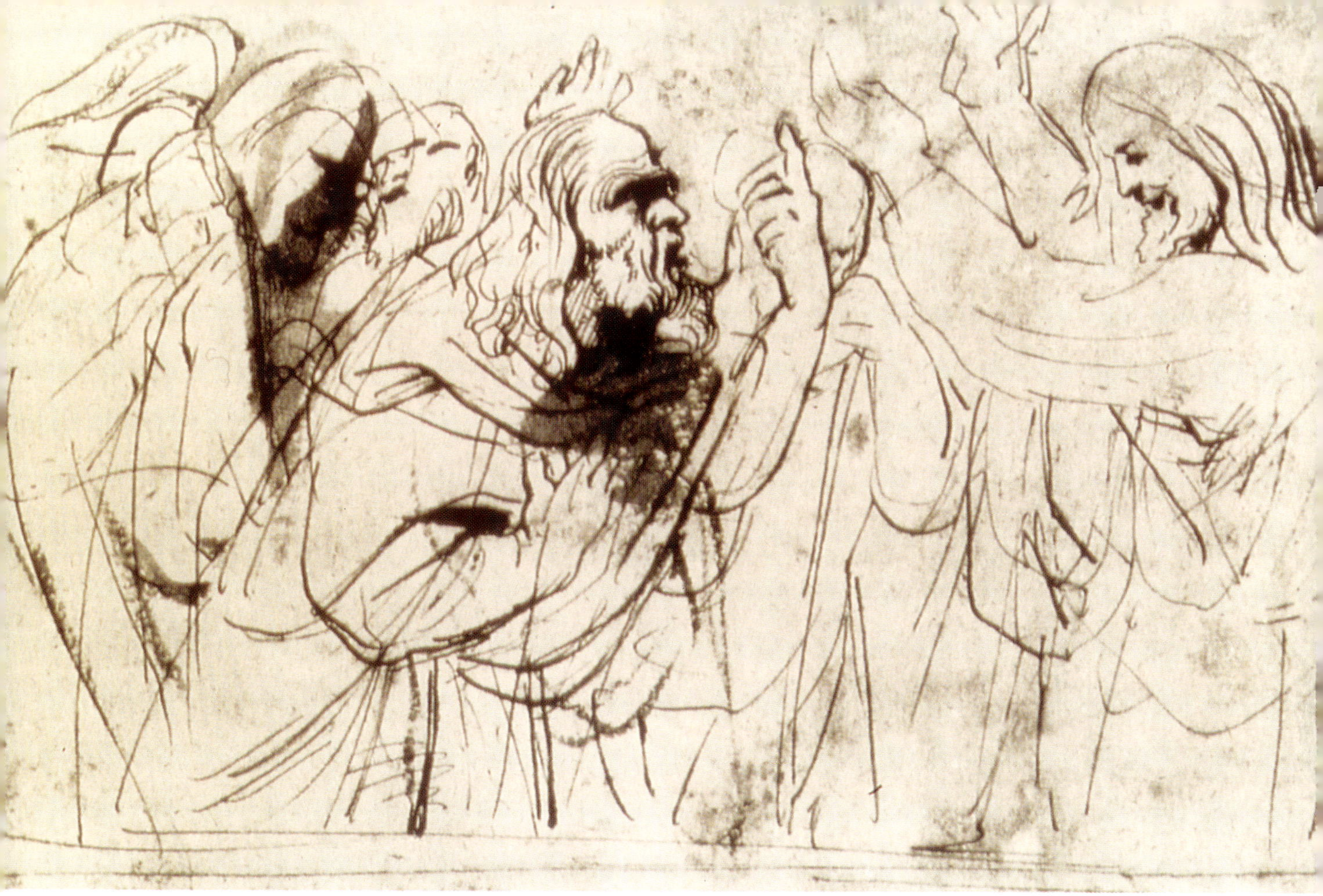

Bild 3
Rembrandt, Jesus und die Schriftgelehrten. Federzeichnung.

Die Fragen scheinen unterschiedlich zu sein, doch sind sie im Kern gleich. Christen richten bei ihrer Sinnsuche heute die Hoffnung weniger auf das Jenseits, als auf das Leben auf Erden. So begreifen viele das »ewige Leben« als das diesseitige und das jenseitige Leben.[13] Das Gleichnis vom Barmherzigen Samariter hat seine Bedeutung darin, dass es die Hoffnung auf das »ewige Leben« mit einem erfüllten Dasein durch das rechte Tun am Nächsten begründet. Das wird von Jesus in Vers 28 des Gleichnisses ausdrücklich bestätigt.
Jesus antwortet auf die Frage des Schriftgelehrten, was er tun müsse, um das ewige Leben zu gewinnen, mit der Gegenfrage, was dieser denn selbst darüber wisse. Der Schriftgelehrte spricht erwartungsgemäß den Lehrtext, den er zu vertreten hat: *»Du sollst den Herrn, deinen Gott, lieben von ganzem Herzen, von ganzer Seele, von allen Kräften und von ganzem Gemüt,[10] und deinen Nächsten wie dich selbst.«*
Jesus bestätigt die Richtigkeit der Antwort und sagt: »Tu das, so wirst du leben!«
Dem Schriftgelehrten war jedoch gewiss bekannt, dass Jesus die Nächstenliebe auch auf Fremde und

sogar Feinde ausgedehnt hatte (Mt 5,43f.): »Ihr habt gehört, dass (im 3. Buch Mose 19, 18) gesagt ist: 'Du sollst deinen Nächsten lieben und deinen Feind hassen.' *Ich aber sage euch: Liebt eure Feinde und bittet für die, die euch verfolgen, damit ihr Kinder seid eures Vaters im Himmel.* Denn er lässt seine Sonne aufgehen über Böse und Gute und lässt regnen über Gerechte und Ungerechte. Denn wenn ihr liebt, die euch lieben, was werdet ihr für Lohn haben? Tun nicht dasselbe auch die Zöllner? Und wenn ihr nur zu euren Brüdern freundlich seid, was tut ihr Besonderes? Tun nicht dasselbe auch die Heiden?«

Der Schriftgelehrte verstand wie Mose unter dem Nächsten den Stammesbruder. So stellte er Jesus nochmals hintersinnig auf die Probe und fragte lauernd: »Wer ist denn mein Nächster?« Jesus geht jedoch nicht in die Falle und spricht nicht von Feindesliebe, womit er sich nach jüdischem Gesetz als Freund der Feinde Israels, also als Verräter gekennzeichnet hätte. Er antwortet mit der Geschichte vom Barmherzigen Samariter und macht den Schriftgelehrten damit betroffen, denn dem Schriftgelehrten fällt es schwer, einem Samariter Recht zu geben und zuzugeben, dass ein in seinem Sinne Ungläubiger barmherzig war.

Deshalb vermeidet er auch, den Helfer mit dem verhassten Namen zu bezeichnen und nennt ihn »der die Barmherzigkeit an ihm tat«.

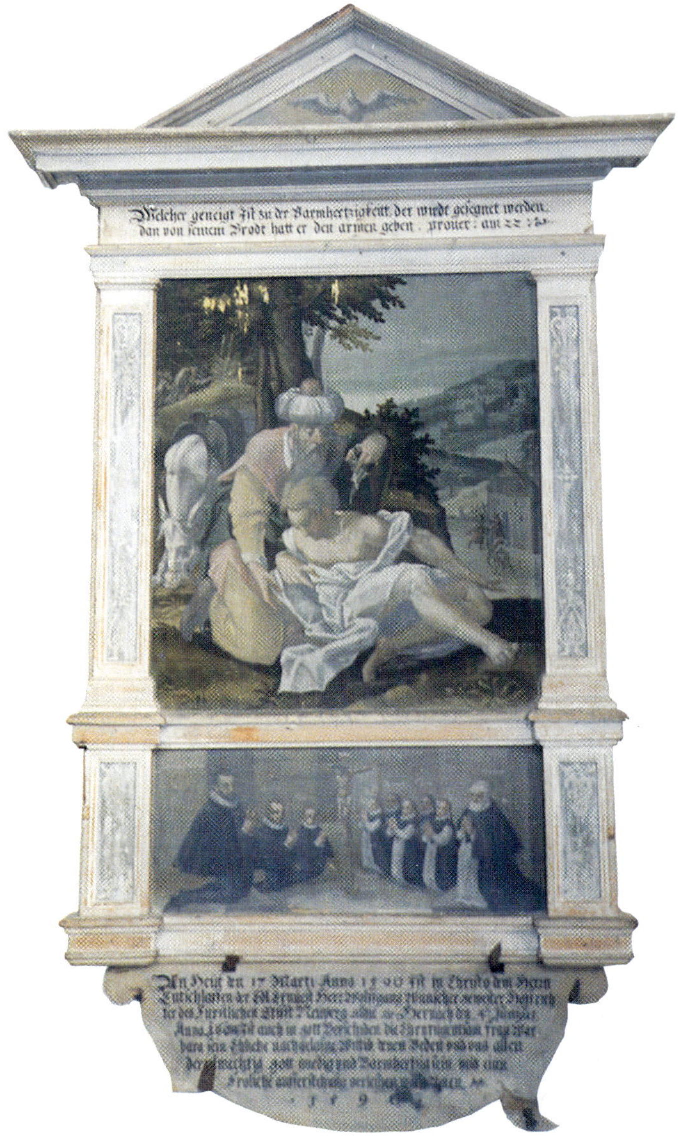
Welcher geneigt Ist zu der Barmhertzigkeitt, der wirdt gesegnet werden.
dan von seinem Brodt hatt er den armen geben. Prouer: am 22

Bild 4

»Welcher geneigt ist zur Barmhertzigkeit, der wirdt gesegnet werden.« Epitaph für einen 1596 Verstorbenen in der Stiftskirche zu Neuberg an der Münz in der Steiermark.

Die Straße von Jerusalem nach Jericho

Im Unterschied zu anderen Gleichnissen nennt Jesus den Schauplatz seiner beispielhaften Geschichte. Er versetzt das Geschehen in eine Gegend, die als gefährlich bekannt ist: die Straße von Jerusalem nach Jericho.

Der steile Weg führte damals durch das Wadi Quilt und durch eine karge, baumlose verlassene Gegend. Auch für den, der abwärts ging, war es ein beschwerlicher Weg, denn Jerusalem liegt 602 bis 826m über, Jericho dagegen 200 m unter dem Meeresspiegel, was einen Höhenunterschied von 1000 m ausmacht. Der im 1. Jahrhundert lebende Historiker Flavius Josephus gibt die Entfernung zwischen beiden Städten mit 150 Stadien an (etwa 29 km). Rabbi Jochanan beschreibt einen weniger steilen Weg mit 10 Parasany (etwa 38 km), was einer Tagesreise entspricht.

In unserem Jahrhundert hat die Straße durch die judäische Wüste eine etwas andere Trasse bekommen. Auf ihr fährt ein oft überbesetzter Bus.

Er hält an einsamen Punkten und man fragt sich, woher wohl die zusteigenden Fahrgäste kommen. Auf dem halben Wege nach Jericho gibt es ein unscheinbares Rasthaus »Zum Barmherzigen Samariter«. Trotz dieser »Cola-Oase« ist es eine trostlose Gegend, wo Hilferufe ungehört verhallen.

Hier kann man sein Schicksal – womöglich das Ende – nur abwarten. Räuber können sich leicht in Schluchten und Höhlen verbergen. So ist das Unterfangen, sie dort zu verfolgen und zu stellen, von vornherein zum Scheitern verurteilt. Wegen der Überfälle bezeichnet der Kirchenvater Hieronymus auch 350 Jahre später diese Straße als »blutig«.

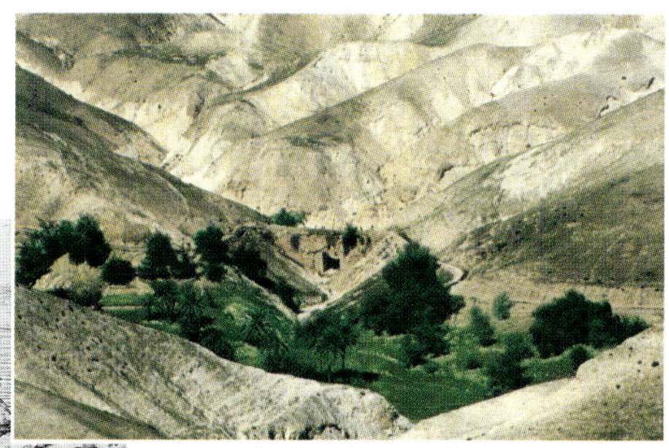

Bild 6
Oase im Wadi Quilt in der Judäischen Wüste bei Bethlehem.

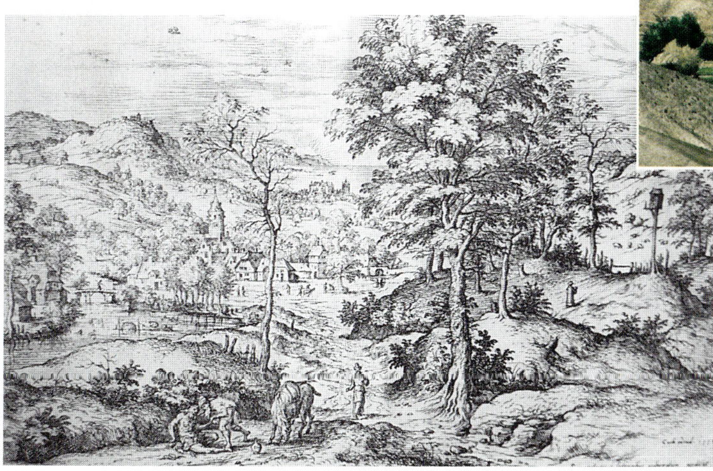

Bild 5
In diese Landschaft versetzt der Kupferstecher Hieronymus Cock 1558 das Gleichnis. Staatliche Graphische Sammlung München.

Ein lateinischer Text auf dem Stich besagt:

Siehe, ein guter Mann fiel unter böse Räuber, als er gerade die Straße nach Jericho zog.

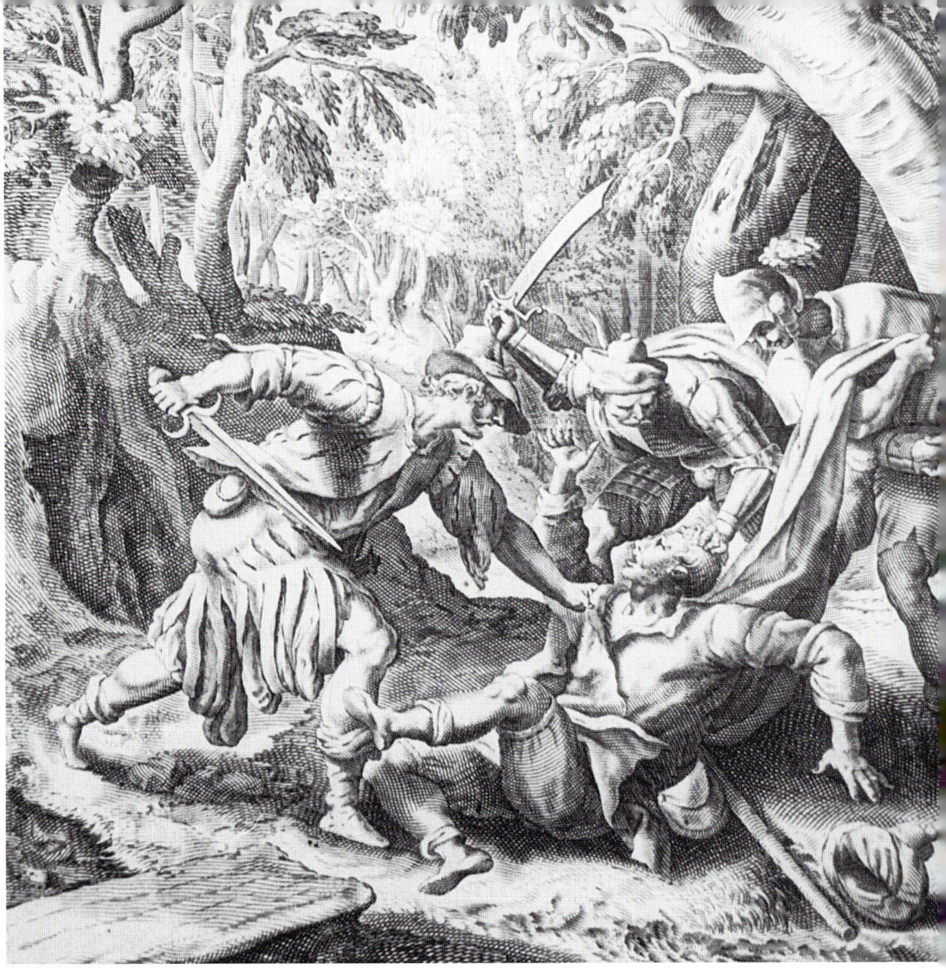

Bild 7
Kupferstich von Jacques Granthomme, tätig in Paris 1588–1613. Staatliche Graphische Sammlung München.

Die Personen auf der Straße nach Jericho

Auf der Straße nach Jericho treffen folgende Personen aufeinander:

- ein Mensch, der hier als Händler beschrieben wird
- die Räuber, Habenichtse, die nur von Räubereien leben können
- ein Priester, der vom Tempeldienst in Jerusalem nach Jericho zurückgeht
- ein Levit, ein Tempeldiener, der sehr um seine Glaubensgründer bemüht ist
- ein Mann aus Samaria, ein unbekannter Mann aus einem von den Juden verachteten Volke
- und ein Herbergswirt, ein Menschenfreund gegen harte Währung.

Betrachten wir diese Personen einmal und versetzen wir uns in ihre Lage.

Räuber gibt es überall, auch in einer Gegend, die wir Heiliges Land nennen. Sie haben keinen Besitz und keinen geregelten Lebensunterhalt; sie müssen sich das Nötigste stehlen und schrecken vor Gewalt nicht zurück, denn sie haben nichts zu verlieren. Die Handelsstraße zwischen Jericho und Jerusalem bot immer Anreiz und Gelegenheit zu Raubüberfällen.

Der Mensch, der in Jerusalem wahrscheinlich mit

Handelsware aufbrach, wusste um die Gefährlichkeit der Wegstrecke. Sollte er deswegen zu Hause bleiben oder eine Eskorte mieten? Der Mensch wird im Gleichnis mit keinem Wort näher beschrieben, ob er alt oder jung ist oder welchem Berufsstand er angehört, weil mit ihm jeder gemeint sein könnte.

Wer sich zu einer Reise entschlossen hat, tritt diese zuversichtlich an. Er vertraut auf seine Kraft und auf sein Glück, vor allem, wenn er bisher erfolgreich war. Gewiss, er weiß vom Risiko, aber er vertraut seiner eigenen Stärke. So können wir uns einen Menschen vorstellen, der selbstbewusst seinen Weg geht.[14]

Plötzlich bekommt er einen Schlag über den Kopf und von da an weiß er zunächst nichts mehr. Als er zur Besinnung kommt, fühlt er brennenden Durst,

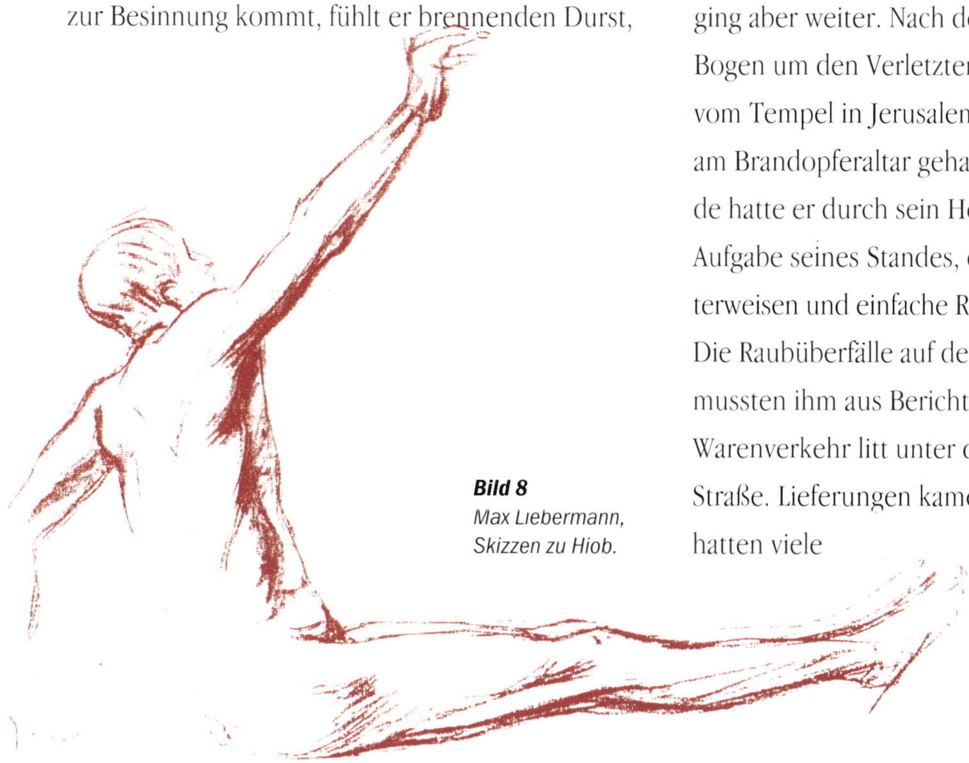

Bild 8
Max Liebermann, Skizzen zu Hiob.

hat klebriges Blut an den Händen, Schmerzen im Leib und kann sich nicht rühren. So dämmert er dahin. Wie lange? Ihm erscheint es endlos. Warum musste ihm das zustoßen? Er hatte doch ein ordentliches Leben geführt und auch immer Opfer zum Tempel gebracht. Hatte er sich schuldig gemacht? So hatte er sich sein Ende nicht vorgestellt. Er brauchte Hilfe, egal von wem. Er hatte Angst. Vermutlich hörte er die Schritte, die vorbeigingen, und fühlte sich ganz verlassen, als sie sich entfernten. Vielleicht erinnerte er sich an die Geschichte von Hiob, dem seine Verwandten nicht helfen wollten, weil sie sich beim Anblick vor ihm ekelten.[15] Seine Hoffnung sank. Er fühlte sich preisgegeben. Sein Lebenswille verging. Er war halb tot.

Ein **Priester** sah den Niedergeschlagenen zwar, ging aber weiter. Nach dem Urtext machte er einen Bogen um den Verletzten.[16] Er kam wahrscheinlich vom Tempel in Jerusalem, wo er nach Plan Dienst am Brandopferaltar gehabt hatte. Die Priesterwürde hatte er durch sein Herkommen. Es war die Aufgabe seines Standes, das Volk im Gesetz zu unterweisen und einfache Rechtsfälle zu entscheiden. Die Raubüberfälle auf der Straße nach Jericho mussten ihm aus Berichten bekannt sein, denn der Warenverkehr litt unter den Überfällen auf dieser Straße. Lieferungen kamen nicht an, und darunter hatten viele zu leiden.

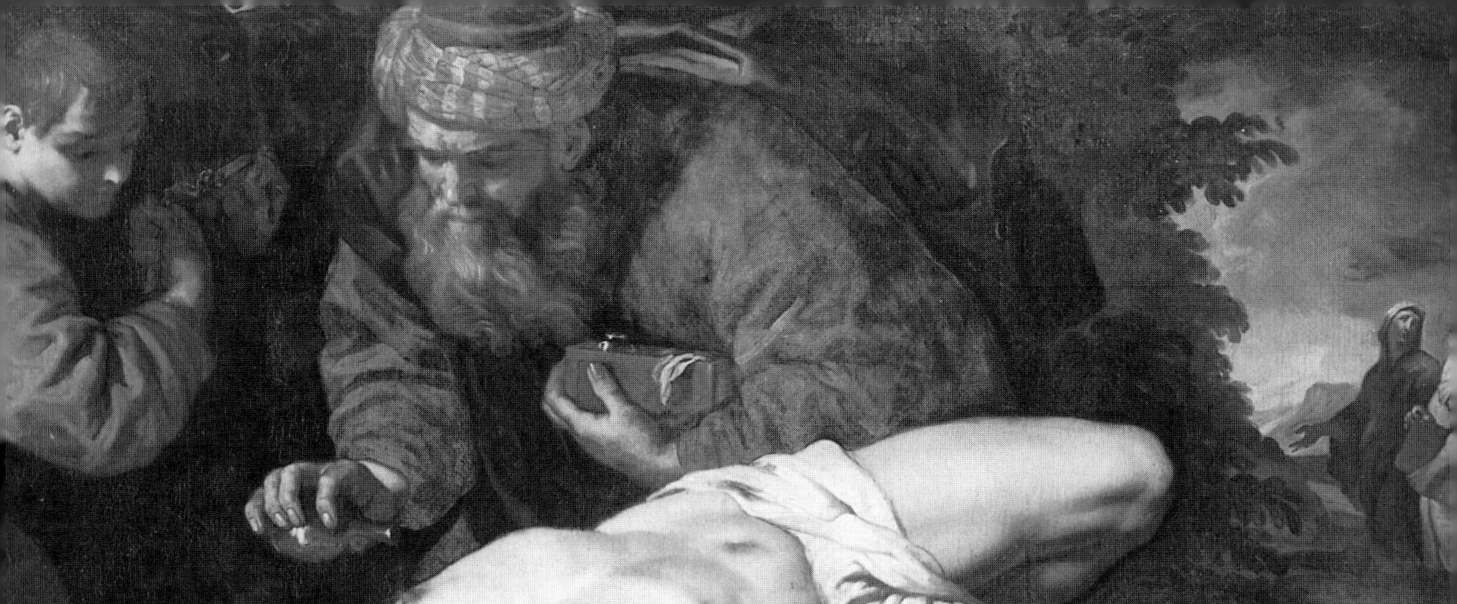

Bild 9
Johann Carl Loth, Der Barmherzige Samariter. Ende des 17. Jh. Braunschweig, Inv. Nr. 729, Herzog-Anton-Ulrich-Museum. Museumsfoto B. P. Keiser.

Der geschlagene Mensch liegt nackt, elend und wehrlos am Boden.
Priester und Levit diskutieren rechts im Hintergrund.
Ein Samariter bemüht sich. Ein Helfer assistiert ihm.

Bild 10
Conrad Meyer (Zürich 1618–89). Staatliche Graphische Sammlung München.

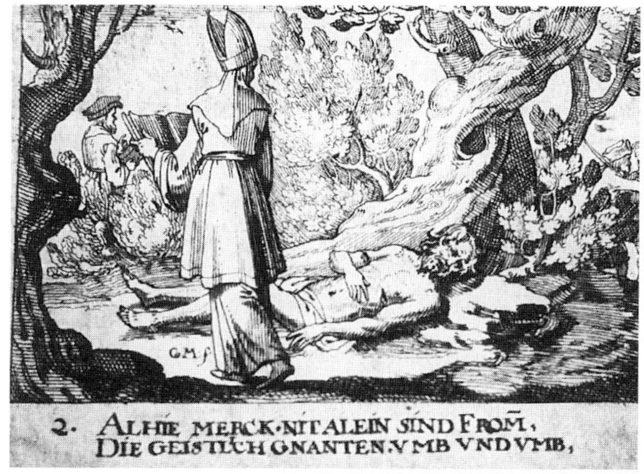

»Albie merck – nit allein sind from
Die geistlch gnanten umb udn umb,

Warum der Priester vorbeiging, darüber berichtet Lukas nichts. Doch den Zeitgenossen war bekannt, dass Priester nicht mit Blut in Berührung kommen durften. Wenn dies doch geschah, waren danach umständliche rituelle Waschungen vorgeschrieben und ein wochenlanger Dispens vom Tempeldienst zu befürchten.[17] Die Hilfe an Kranken und Verletzten war im Übrigen Frauensache. So konnte der Priester auch keine Erfahrung im Umgang mit einem Verletzten haben.

Der Priester betrachtete sich selbst als Ordnungshüter. Aufgrund seiner Stellung fühlte er sich verpflichtet, darüber nachzudenken, wie man die Zustände verbessern könne. Wie könnte man die Straße sicherer machen? Sollte man die armen Leute, die jetzt noch auf Räubereien angewiesen sind, sesshaft machen? Es sollte möglich sein, Armut und Elend mit menschlichen Mitteln zu verhindern. Wenn eine Gesellschaft einem richtigen System folgt und gut durchorganisiert ist, dann würden solche bedauerlichen Vorfälle nicht mehr eintreten. Er sah den Hilflosen am Straßenrand und beschloss, bei nächster Gelegenheit Maßnahmen zur Verbesserung der Straßensicherheit anzuregen.

Einige Zeit nach dem Priester kam ein **Levit** vorbei. Auch er kam vom Tempeldienst. Leviten sind Nachkommen von Levi, dem dritten Sohn Jakobs mit Lea. Sie waren in der Wüste vom Herrn zum Dienst geweiht worden.[18]
Sie waren den Priestern unterstellt und hatten das Heiligtum zu bewachen. David hatte den Dienst der Leviten neu geordnet. Sie waren dann auch die Tempelmusiker. Sie hatten zwar keinen Altardienst, mussten aber für alles sorgen, was im Tempel für die Gemeinde notwendig war. Sie trieben die Tempelabgabe ein und kannten dadurch alle Menschen, die zu ihrem Tempelbezirk gehörten. Sie hielten Wache am Tempel und ließen nicht jeden herein. Auch sie durften nicht mit Blut in Berührung kommen.
Der Levit, der die Straße von Jerusalem nach Jericho zog, sah sich seinem Stande entsprechend als Hüter der Gruppe seiner Glaubensgenossen, die er betreute. Er fühlte sich für sie verantwortlich und half seinen Freunden, wo immer er konnte. Er sah die traurige Gestalt am Wegesrand, er sah sogar sein Gesicht – und ging doch vorbei.

Bild 12
Jacques Granthomme. Tätig in Paris 1588–1613. Kupferstich. Staatliche Graphische Sammlung München.

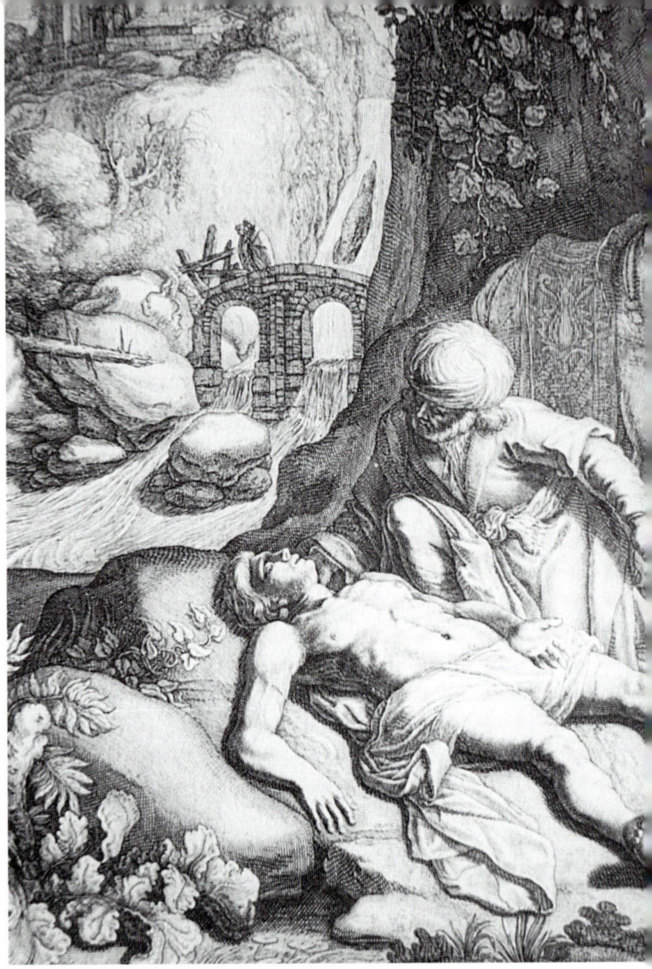

Auch der Levit wollte seine kultische Reinheit nicht beflecken. Er hatte möglicherweise noch andere Gründe. Er kannte den Mann nicht. Er hatte ihn noch nie am Tempel gesehen. Wahrscheinlich handelte es sich um einen Ungläubigen, sonst würde er ihn kennen. Solche Leute betrachtete er nicht als seine Brüder. Er war ja im Prinzip hilfsbereit, aber es würde doch seine Kräfte übersteigen, auch noch Unbekannten zu helfen. Außerdem kann man bei einem Unbekannten gar nicht wissen, wem man da hilft; vielleicht ist der Verletzte selbst ein Räuber. Der Levit hatte nicht vor, einem seiner Feinde zu helfen. Hier fühlte er sich jedenfalls nicht zuständig. Natürlich hatte er Mitleid. Aber er hatte auch Angst. Waren denn die Räuber schon über alle Berge? Er mochte für einen Mann, dem er sich in keiner Weise verpflichtet fühlte, kein Risiko eingehen.

Wenn Helfer gebraucht werden, sieht man oft nur Rücken von Menschen, die sich abwenden.

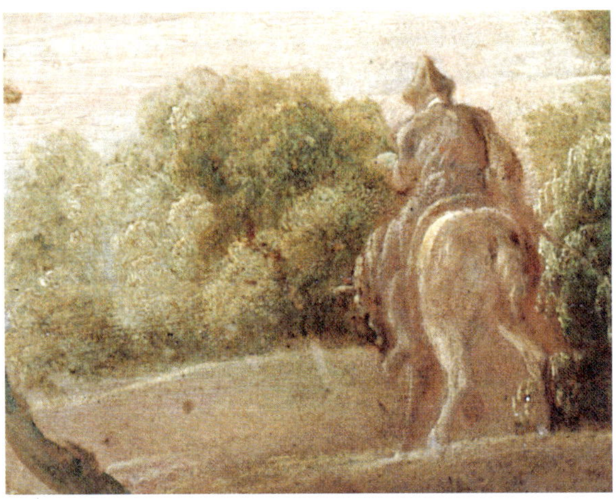

Bild 11
Detail aus dem Bild 63.

Ein lateinischer Text auf dem Stich besagt:

An welchem ein Priester und ein Levit herzlos vorbeigehen, dem bringt ein frommer Samariter medizinische Hilfe, indem er mit doppelter Barmherzigkeit an Flüssigkeit gleichviel Wein und Öl in die Wunden des verletzten Mannes gießt.

So lag der Elende weiter hilflos und unversorgt am Straßenrand. Da kam ein **Samariter**, ein Mann aus Samaria, sah den Ausgeraubten im Straßenstaub und ging zu ihm hin. Er hörte wohl sein Stöhnen und ahnte, dass er Durst litt. Er saß von seinem Reittier ab,[19] ging zu dem Niedergeschlagenen hin, richtete ihn auf und gab ihm zu trinken.

Der Mann war fast nackt. Alles hatten ihm die Räuber abgenommen. Der Samariter verband ihm seine schrecklichen Wunden. Zuerst deckte er die Wunden mit einem Tuch ab und goss dann Öl und Wein darauf. Das Öl macht die Wunden weich, der Wein lindert die Schmerzen der Prellungen. Dann wickelte der Samariter den Elenden in seine Decke, nahm ihn in die Arme, setzte ihn auf sein Reittier, das er selbst führte, und brachte ihn zur nächsten Herberge. Jedenfalls können wir uns die Szene so ausmalen.

Warum half der Samariter? Im Vers 33 des Gleichnisses heißt es: »Und als er ihn sah, jammerte er ihn.«[20] Im Urtext heißt es eigentlich: »Beim Anblick (des Verletzten) drehten sich ihm Magen und Eingeweide im Leib um«[21] – so ergriffen war er. Der Ausdruck Jammer wird in der Bibel nur selten verwendet. Er ist der Ausdruck stärkster Liebe. Anders ausgedrückt: Der Samariter war sensibel für das Leid eines Mitmenschen. Vielleicht wusste er aus der eigenen Erfahrung, was Not bedeutet.

Jedenfalls fragte er nicht danach, ob er einen Juden, einen Samariter oder einen Vertreter eines anderen Volkes vor sich hatte, ob einen angesehenen Bürger oder einen Räuber.

Bei den Juden waren die meisten Angelegenheiten genau geregelt, nur für die Hilfeleistung und Barmherzigkeit gab es keine Regeln. Wir wissen, dass es in Samaria weniger strenge Vorschriften darüber gab, wer was wann wo anfassen durfte, als bei den Juden. Der Samariter fühlte sich jedenfalls frei von Vorschriften und Vorurteilen. Er hatte keine Berührungsängste, auch weder Angst vor Räubern noch vor den Konsequenzen seines Tuns. Sein Wille zur Hilfeleistung war größer als alle Bedenken. Priester und Levit wollten beide offenbar ihren Tagesplan nicht umstoßen. Der Samariter dagegen nahm sich Zeit. Möglicherweise musste er einen zeitraubenden Umweg zur Herberge machen.

Er fühlte sich sogar für das weitere Schicksal des Straßenopfers verantwortlich. Er transportierte ihn auf seinem Reittier zur nächsten Herberge und übergab den Verletzten dem **Herbergswirt** zur Pflege und gab diesem Geld dafür. Er versprach auch die Deckung weiterer Kosten, wenn das nicht reiche.

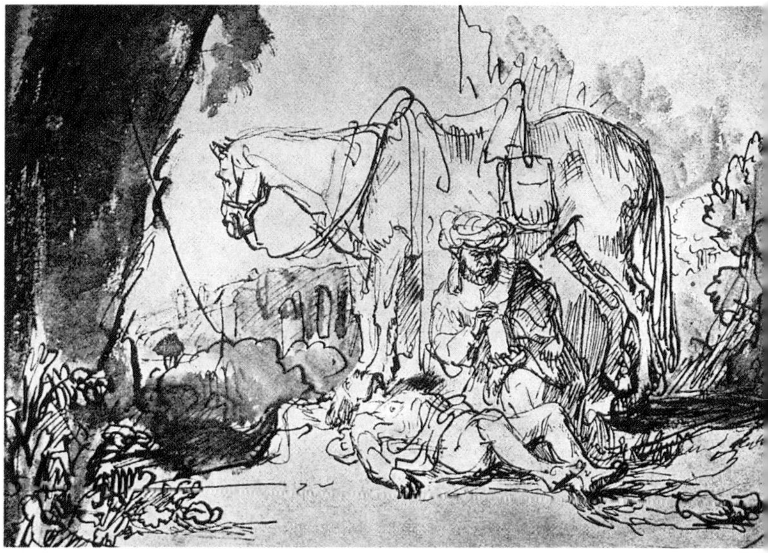

Bild 13
Rembrandt, Der Barmherzige Samariter. Kassel Sammlung Habich.

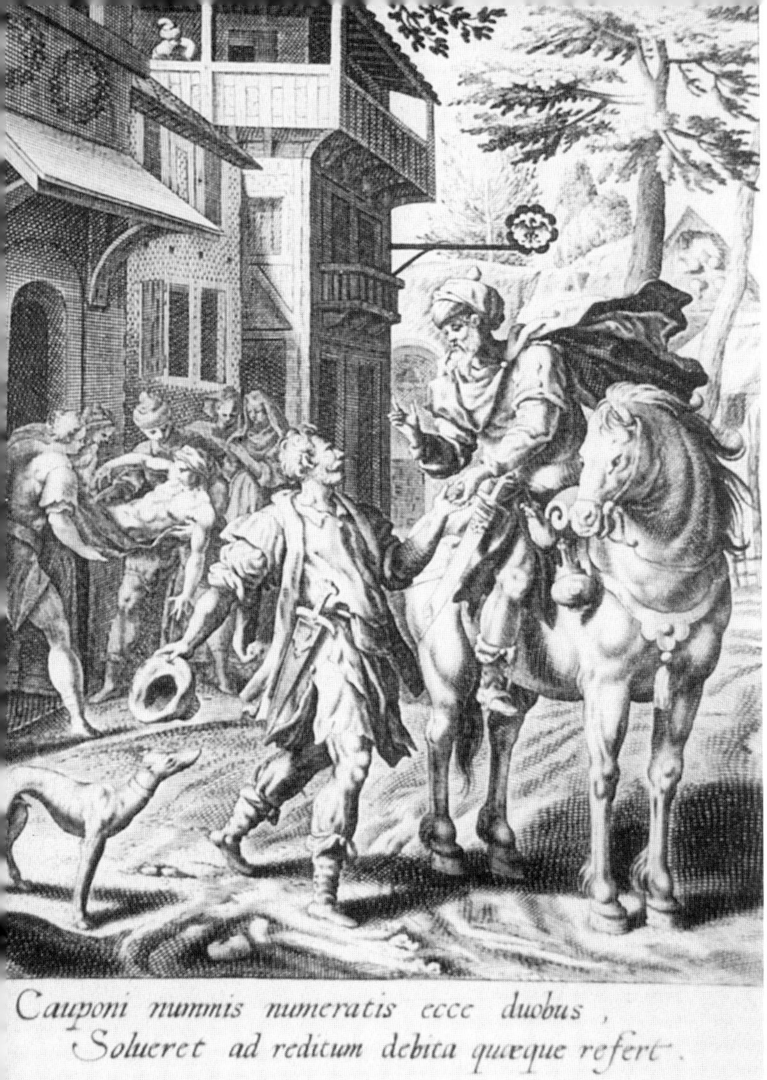
Cauponi nummis numeratis ecce duobus,
Solueret ad reditum debita quæque refert.

Bild 14
Jacques Granthomme. Tätig in Paris 1588–1613. Staatliche Graphische Sammlung München.

Siehe, er zählt dem Wirt zwei Silbermünzen[22] auf und sagt, dass er das, was er bis zu seiner Rückkehr schulde, zahlen werde.

Wir wissen nicht, ob der Samariter ein reicher Mann war. Er hatte ein Reittier, hatte Öl und Wein bei sich, verfügte über seine Zeit und feilschte nicht bei der Entlohnung des Herbergswirts. Jedenfalls erkannte er, dass schnell geholfen werden musste. Jesus erwähnt nicht, dass der Samariter einen besonderen Grund hatte zu helfen, z. B. dass er besonders moralisch erzogen oder besonders pflichtbewusst war. Von daher gab es keinen Grund, ihn beispielhaft hinzustellen. Jesus gibt dem Schriftgelehrten auf, selbst zu erkennen, wer hier Barmherzigkeit übte, ohne zu fragen woher oder warum.

Herbergen hatten schon damals eine lange Tradition. Melchisedek, König von Salem, der bei den Samaritern in besonders hohem Ansehen stand, war mit Brot und Wein zu Abraham hinausgekommen und hatte ihn bewirtet und gesegnet.[23] Von einer Herberge ist schon in der Genesis bei Josephs Brüder in Ägypten die Rede. Zwischen der Palmenstadt Jericho, einer schon zu Josuas Zeiten blühenden Geschäftsstadt, und Jerusalem, das spätestens seit König David Ziel vieler Pilger war, wird es einen regen Verkehr gegeben haben. Das Herbergsgewerbe war dort alt.

Lukas berichtet nichts darüber, ob der Wirt den Verletzten gern aufnahm. Wahrscheinlich dachte der Herbergswirt ganz nüchtern an sein Geschäft und an die Entlohnung. Er nahm deshalb den Auftrag an.

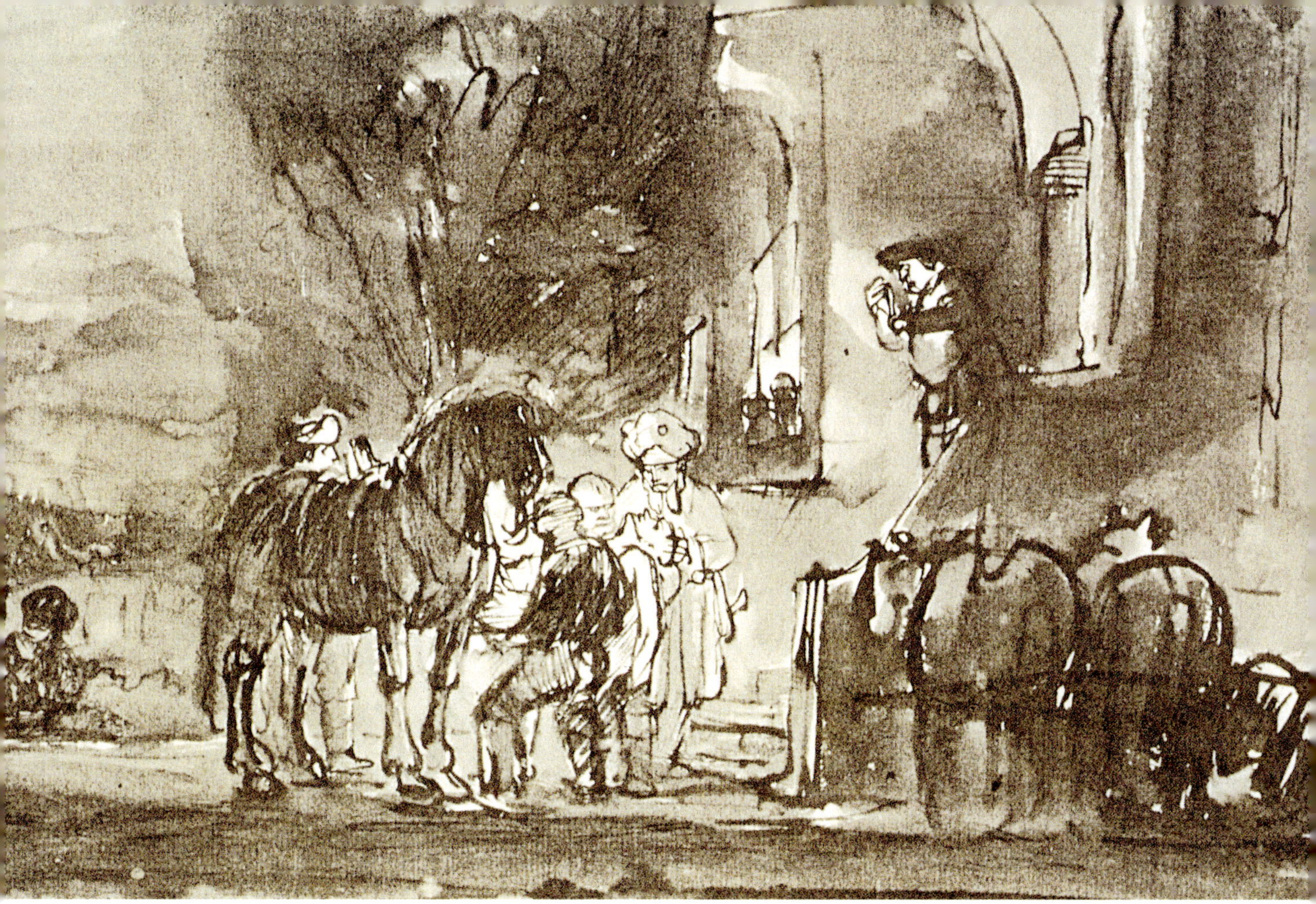

Bild 15
Der Barmherzige Samariter vor der Herberge. Federzeichnung mit Bister touchiert. Rembrandt um 1642, Britisches Museum London.

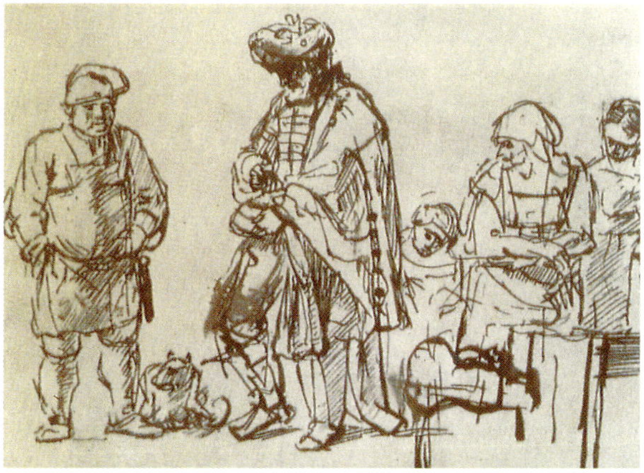

Bild 16
Rembrandt, um 1645.

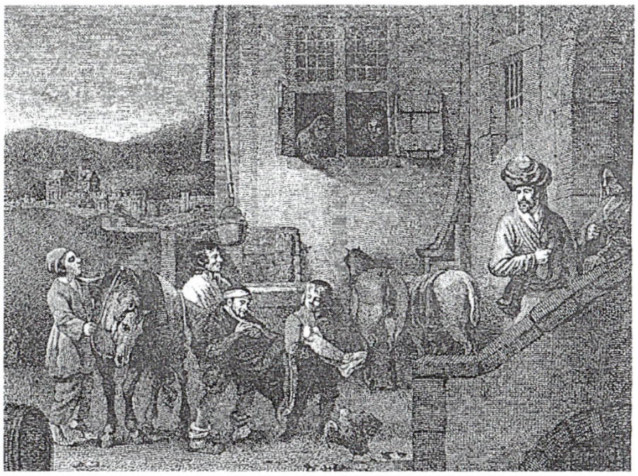

Bild 17
Stich nach einem Rembrandt-Gemälde im Louvre, 1648.

Der Samariter übergibt den Verletzten dem Herbergswirt und zahlt ihm zwei Silbergroschen (zwei Denare) für die weitere Pflege.[22]

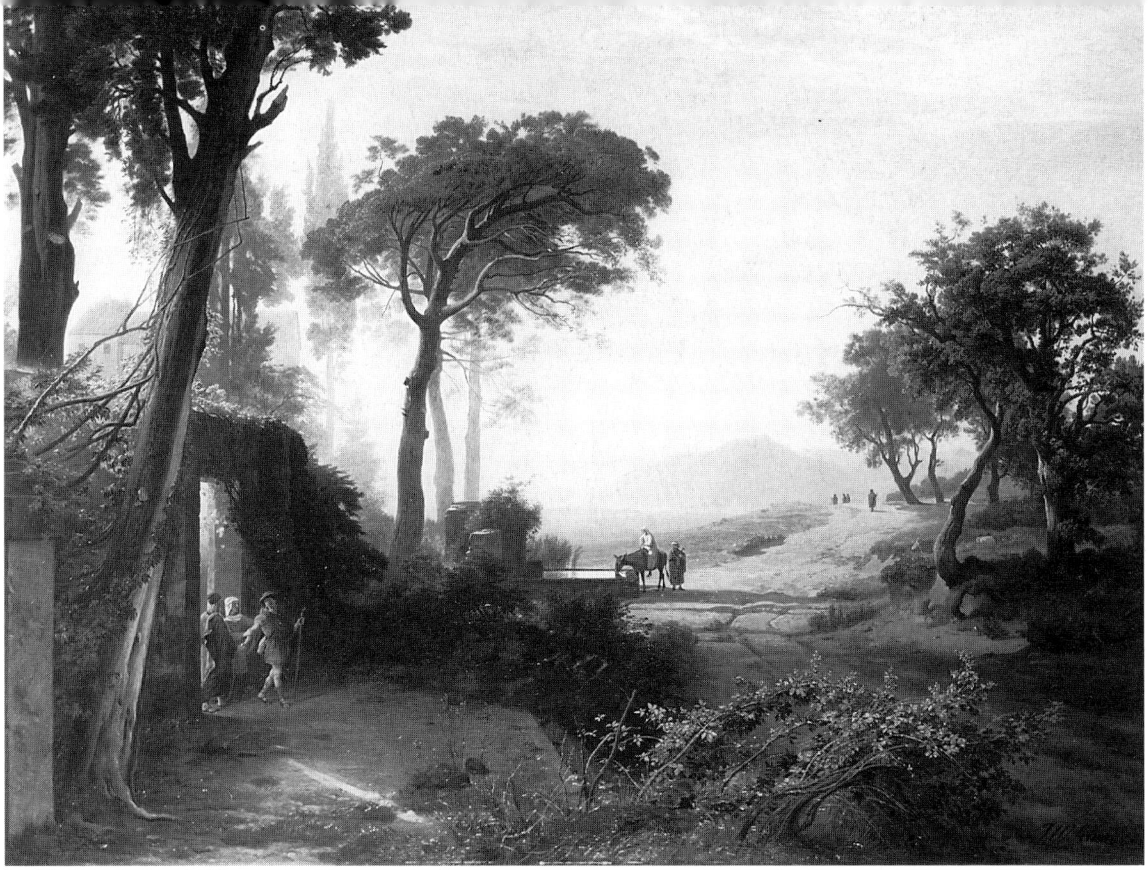

Bild 18 a

Vier Großgemälde von Wilhelm Schirmer (1807–1863) aus der Kunsthalle Karlsruhe mit den Titeln:

»Der Morgen« (der Reisende verlässt das Haus)

»Der Mittag« (der Reisende wird überfallen)

Bild 18 b

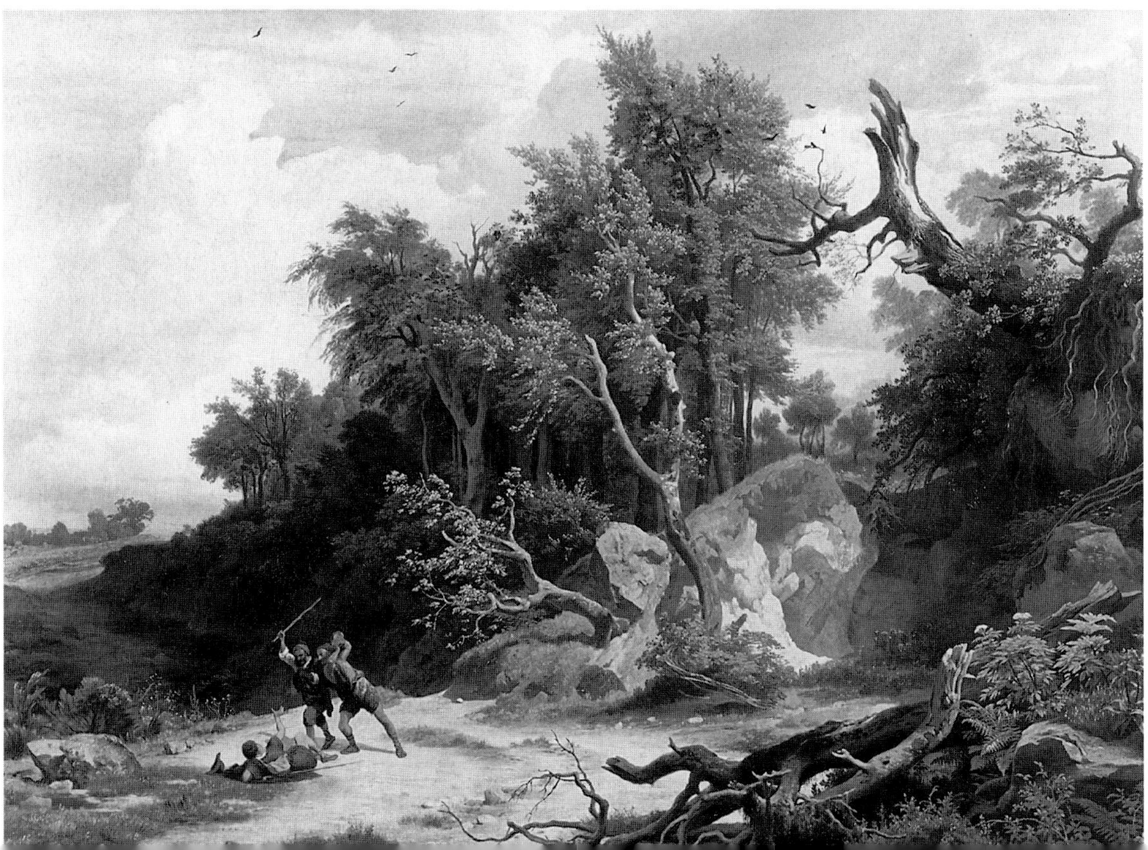

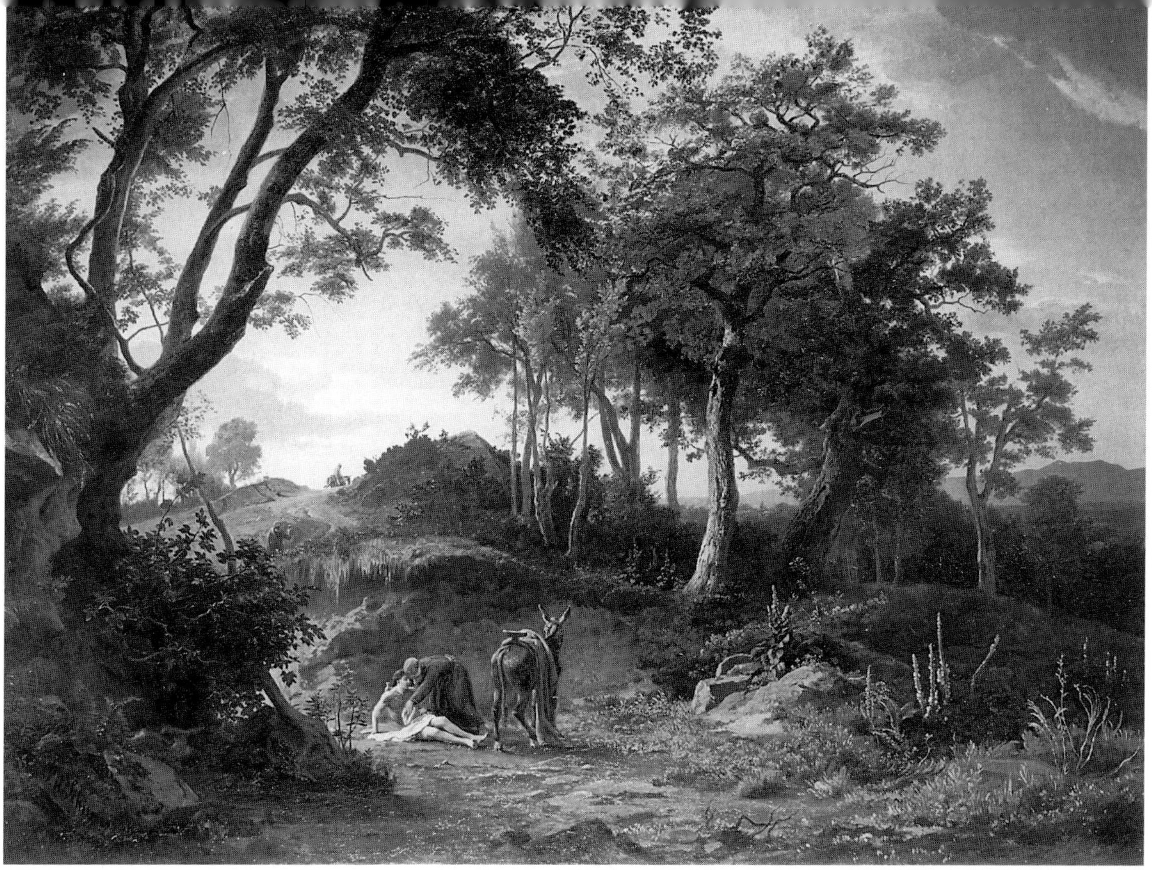

Bild 18 c

»Der Nachmittag« (ein Samariter kommt und hilft)

»Der Abend« (der Samariter bringt ihn zu einer Herberge)

Bild 18 d

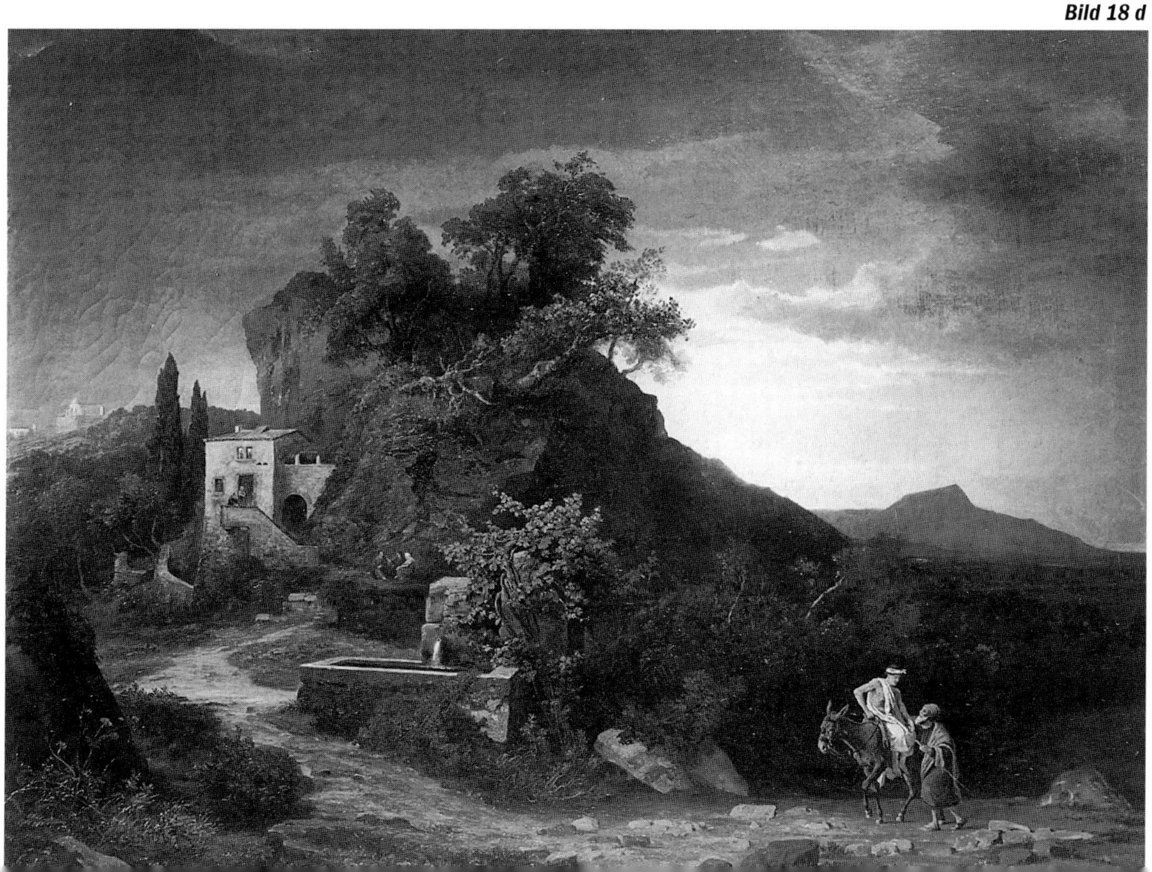

Der Samariter
mit dem wunden/ Luce am 10.

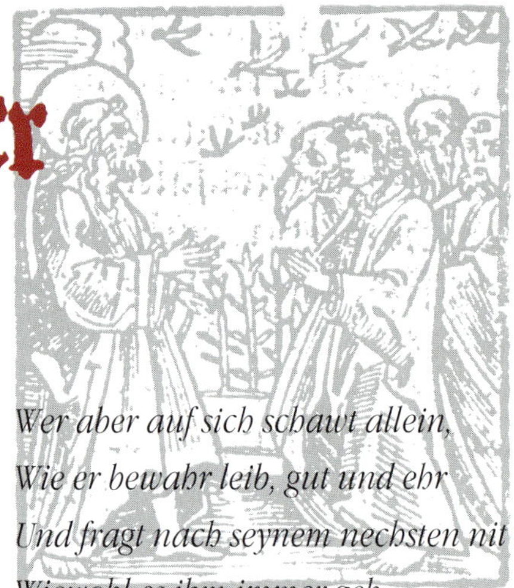

Gewesen, sey der nechst / welcher
An jm hat than Barmhertzigkeyt
Da sprach Christus / inn diser zeyt
Geh du auch hin thu des geleychn
Der Beschluß:

Eyn jeglicher, der hülff bedarf
Inn seyner not, in diser frist
Derselbig unser nechster ist;
Dem sollen wir auch hülff beweyssn
Und uns erbarmung gen ihm fleissn.
Wann wer mit barmung ist umfangen,
Der wird barmhertzigkeit erlangen.
Wie Christus unser Heylandt spricht,
Wo sie auß dem Gelauben bricht
Und der Geyst im hertzen regiert
Derselb dise barmung gebiert
Und bringt seyn frucht zur rechten zeyt
Nach stat, zyl und gelegenheit
Gen seinem nechsten mit wohlthaten
Mit geben, leyhen, helfen, rathen,
Mit lehrn, straffen und ermanen;
Mit erger mußt des nechsten schonen.
Und ist also ein guter Baum,
Der seynen nechsten nit versaumb
Sondern in not sich zu ihm kehrt,
Nach dem und ihn die salbung lehrt.
Der heylig Geist nach dem sich richt,
Obs gleych die welt als bös ansicht,
Die allweyl urtheilt nach dem schein.
Wer aber auf sich schawt allein,
Wie er bewahr leib, gut und ehr
Und fragt nach seynem nechsten nit mehr
Wiewohl es ihm immer geh
An leyb und sel und ach und weh
Und läßt ihn lign wie er leyt
Ohn mitleyden, Barmhertzigkeyt
Ohn handreich, trost und alles labn,
Der selbig kann den geyst nit habn
Und hat auch des glauben nit
So er für Got wie der Levit.
Und auch leßt den Priester, den armen
Ganz trutzig ohn alles erbarmen
Derhalb bit wir Got allermeyst,
Das er uns mittayl seynen Geyst,
Der unser steynen hertz befeucht
Mit seynen Gnaden uns erleucht;
Das er in liebe fruchtbar werd;
Das wir der angst, not und beschwerd
Uns unsres nechsten nemen an,
Wie uns auch Christus hat getan
Der uns erlöst durch seynen todt
Und gab uns dieses new gebot:
Den nechsten lieben gleich wie sich,
Des helff uns Christus gnediglich.[24]
A.M.E.N.

Hans Sachs.

2. Anmerkungen zur Auslegung des Gleichnisses

Mit der Auslegung des Samaritergleichnisses haben sich viele Theologen befasst.[25] Bei allen steht das doppelte Liebesgebot im Mittelpunkt:

Du sollst den Herrn, deinen Gott, lieben von ganzem Herzen, von ganzer Seele, von allen Kräften und von ganzem Gemüt,[10] und deinen Nächsten wie dich selbst.

Das Eine darf nicht vom Anderen getrennt werden. Die Liebe zu Gott und zum Nächsten gehören zusammen. Der Priester, der vorbeiging, dachte vermutlich nur an Gottes Ordnung wie er sie verstand. Der Levit, wie wir uns vorstellen können, dachte an die Nächsten in seinem engsten Kreis, übersah aber, dass Gottes Liebe allen Menschen gilt. Beide gingen vorbei, weil sie in Befolgung religiöser Gesetze die Verunreinigung durch Blut, womöglich eines Sterbenden oder Toten, vermeiden wollten. Die Pointe des Gleichnisses liegt darin, dass beide den Gehorsam gegenüber ihren rituellen Pflichten als Priester und Levit höher stellten als Gottes Liebesgebot. Sie kennen wie der Schriftgelehrte die Gebote, aber sie befolgen sie nicht.
Jesus stellt dagegen die Nächstenliebe über alle von Menschen gesetzten Normen.
Die einzigartige Besonderheit des Gleichnisses ist, dass Jesus nicht den Leidenden, sondern den Helfenden als Nächsten ansieht. Der Schriftgelehrte, der gefragt hatte, »Wer ist denn mein Nächster?« wird durch die Gegenfrage »Wer meinst du, ist der Nächste gewesen dem, der unter die Räuber gefallen war?« veranlasst, sich in die Lage des Überfallenen zu versetzen. Daran hatte er zunächst nicht gedacht.
Der Mensch, der im Vertrauen auf seine eigene Kraft seinen Weg antrat, plötzlich niedergeschlagen wurde und auf Hilfe hoffte, kann als ein Bild der vielen äußerlich oder innerlich verletzten Menschen heute betrachtet werden. Wir alle sind sicher häufiger in der Rolle des Hilfsbedürftigen als des Retters. Welche Hoffnung darf man als Hilfsbedürftiger haben, dass jemand innehält und hilft?[26]
Jesus hat in seinem Gleichnis die spontane Hilfsbereitschaft herausgestellt und keine Aufopferung oder Selbstverleugnung hineingelegt. Der Samariter tut das, was eigentlich unter Menschen normal sein sollte und geht dabei umsichtig vor.

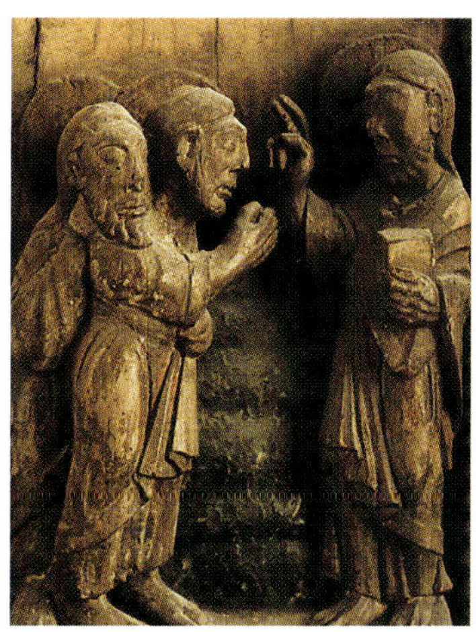

Jesus beantwortet Fragen.

Bild 19
Detail der Holztür von St. Maria im Kapitol, Köln, aus dem Jahr 1065.

Bild 20
Emil Nolde,
Museum of Modern Art,
New York.
Die Schriftgelehrten,
Radierung 1911.

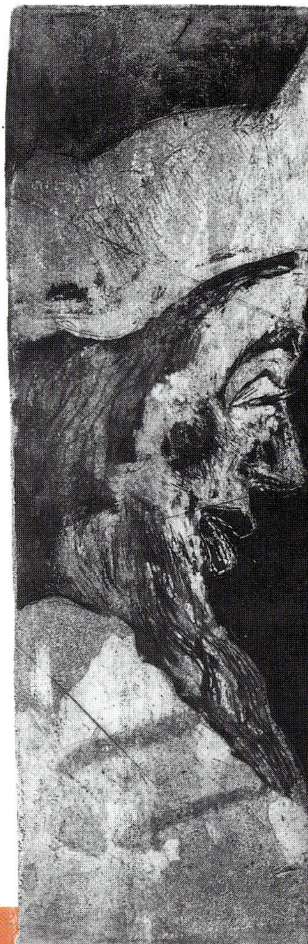

Der Wirt im Gleichnis verkörpert eine Person, die gut auch in die heutige Zeit passt. Er übernimmt den Verletzten und es werden ihm die notwendigen Mittel dafür gegeben. Er ist bereit, den Auftrag anzunehmen und man kann annehmen, dass er ihn professionell ausführt.
Im Mittelpunkt des Gleichnisses steht das Opfer, dem ein Mann aus Samaria barmherzig war. Es liegt im Trend heutiger Zeit, sich oft mehr für die Täter zu interessieren als für die Opfer. Hier ist aber weder von der Verfolgung der Räuber noch von Schuld die Rede, sondern davon, dass dem Opfer geholfen werden muss.
Über das Gleichnis vom Barmherzigen Samariter berichtet Lukas in dem Teil, in dem er den Weg Jesu mit seinen Jüngern von Galiläa nach Jerusalem beschreibt. Auf diesem Weg behandelt Jesus in seinen Reden das Thema der wahren Jüngerschaft. Jedem, der sich um die Nachfolge Christi bemüht, sind diese Bibeltexte wichtig. Das Gleichnis vom Barmherzigen Samariter ist die grundlegende Aufforderung an die Jünger, Bewährung in der Begegnung mit dem Nächsten zu suchen. Auf diesen Aufruf zur Tat lässt Lukas allerdings die Geschichte von Christus im Hause der Martha und Maria[27] folgen. Dort stellt Jesus das andächtige Hören der Maria über das geschäftige Tun der Martha.
So werden das Handeln und das Zuhören nebeneinander gestellt.

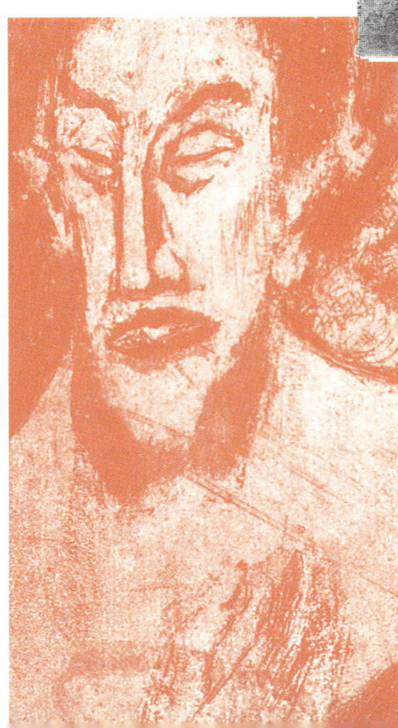

3. Kritische Fragen

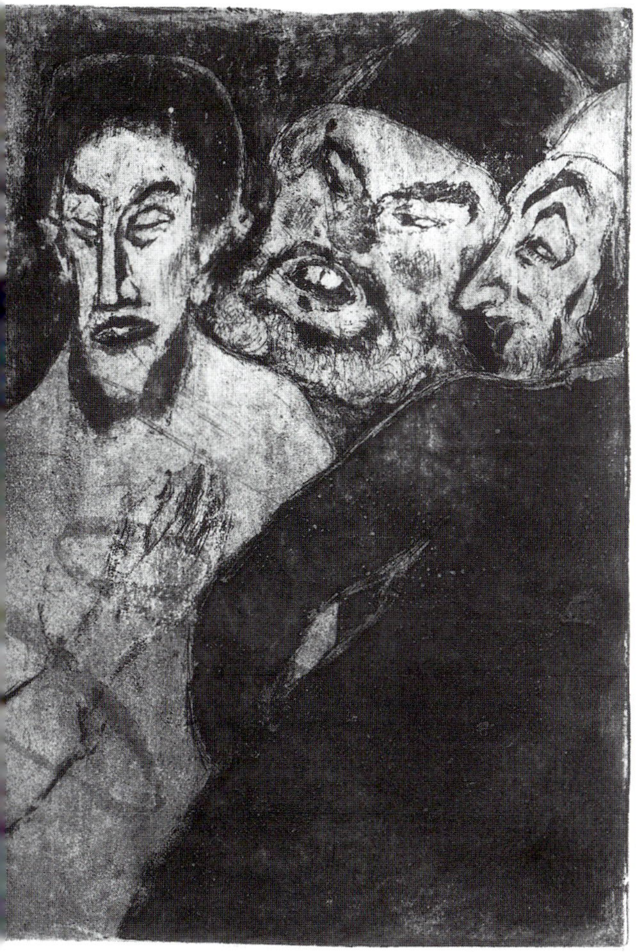

Sigmund Freud behauptet, dass Nächstenliebe ohne Gegenleistung der menschlichen Natur zuwiderlaufe. Die kommunistische Ideologie erwartet, dass durch die richtigen Maßnahmen das Leid aus der Welt geschafft werden könne und dann Mitleid unnötig werde. Können wir die Aufforderung, die Jesus vor fast 2000 Jahren aussprach, heute überhaupt befolgen? Je mehr man sich damit beschäftigt, desto mehr Fragen drängen sich auf.

Wer ist mein Nächster?

Der Theologe Thielicke sagt: »Der Nächste ist eine mindestens so problematische wie umstrittene Größe wie die Existenz Gottes, obwohl wir den Nächsten sehen können und Gott nicht sehen.« So ist die Frage des Schriftgelehrten auch heute für uns eine sehr grundlegende Frage: »Wer ist mein Nächster?« Der Schriftgelehrte erwartet die Antwort: die Menschen deiner Familie, deine Stammesbrüder, deine Glaubensbrüder. Jesus dreht aber das Ganze um und fragt: »Wer war dem, der unter die Räuber fiel, der Nächste?« Die Frage so zu stellen, ist kein grammatikalischer Irrtum oder Zufall. Indem Jesus vom Opfer ausgeht, vom Betroffenen, und nicht vom Helfer, will er uns anleiten, das Geschehen und das Leid aus dem Blickwinkel dessen zu sehen, der Hilfe erwartet. So legt er uns die Frage nahe: **Wie werde ich zum Nächsten?** Dieser Wechsel der Perspektive ist entscheidend. Bezugspunkt ist nicht die eigene Person, sondern der andere in seinem nackten Mensch-Sein, das mich angeht. Wenn ich ihm den Vortritt lasse – ihn den Ersten sein lasse – dann bin ich der Nächste.

Der auf der Straße nach Jericho niedergeschlagene Mann hat in qualvollen Stunden auf Hilfe gewartet. Wer kann ihm helfen, wer wird ihm helfen? Sicher hat er keine Hilfe von den Räubern erwartet. Wahrscheinlich auch nicht von Priestern oder Leviten, von denen er wusste, dass sie mit Blut nicht in Berührung kommen dürfen. Falls er Jude war, erwartete er auch wahrscheinlich keine Hilfe von einem Fremden aus Samaria.

Wodurch wurde der Samariter ihm zum Nächsten? Das Schlüsselwort steht bei Lukas 10, Vers 33: »Er jammerte ihn.«[20], so ergriffen war der Samariter vom Leid dieses Menschen. Er litt mit ihm, er hatte Erbarmen und sorgte für ihn, weil er sich betroffen fühlte.

Ich bin demnach demjenigen ein Nächster, der mich in seiner Not braucht

– weil ich für ihn erreichbar bin (Nähe)
– weil er darauf baut, dass ich seine Situation verstehe (Einfühlungsvermögen)
– weil er seine Hoffnung auf mich setzt (Vertrauen)
– weil er mir die Hilfe zutraut, die er braucht (Kompetenz).

Ein Blinder wird Hilfe vom Sehenden erwarten,[28] ein Schwacher vom Starken, der Fremde vom Einheimischen, der Irrende vom Wegekundigen, ein Ertrinkender vom Rettungsschwimmer, der Freund in Not vom Freund, der Herr vom Knecht und der Diener vom Herrn, der Unwissende vom Erfahrenen – nicht vom Besserwisser. Ein Zweifelnder wartet auf das Zeugnis des Glaubenden.

Als Helfer können wir nur um die Erkenntnis bitten, zu sehen, wer auf unsere Hilfe wartet. Hans Sachs »bittet Gott zumeist, das er uns mitteil' seinen Geist, der unser steynern Hertz befeucht mit seinen Gnaden uns erleucht, das es in Liebe fruchtbar werd'; das wir der Angst, Not und Beschwerd' uns unsres Nechsten nemen an, wie uns auch Christus hat getan.«

Man braucht also nicht zu fragen, wer der Nächste ist, sondern hat die Freiheit, selber Nächster zu werden. Wem die Gnade gewährt ist, helfen zu können, wird über jede Gelegenheit froh sein, für seine Gesundheit zu danken.

Welche Hingabe verlangt Nächstenliebe?

Es gibt keine andere Instanz außer dem eigenen Gewissen, die über das Maß für das eigene Handeln dem Nächsten gegenüber entscheiden kann. »Liebe deinen Nächsten wie dich selbst« ist eine ausgewogene Weisung. Bezugsgröße für die Nächstenliebe ist der Mensch selber. Das ist bemerkenswert. Keine andere Religion würdigt den Eigenwert des Menschen in dem Maße wie die jüdisch-christliche Religion. Als Geschöpfe Gottes dürfen wir unser Selbst bejahen. Wir haben eine von Gott gegebene Menschenwürde.

Als Maß für die Hilfe, die wir einem anderen Menschen angedeihen lassen, wird unsere Eigenliebe

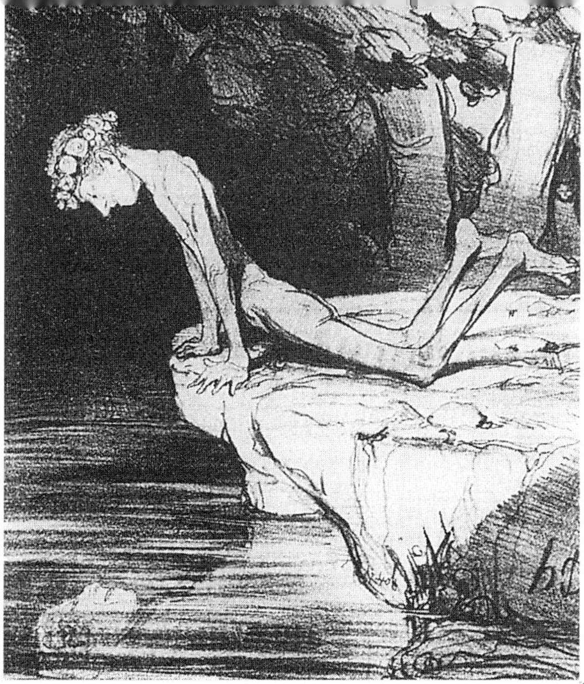

Bild 21
Honoré Daumier, 19. Jh., Le beau Narcisse.

Was sich der Darstellung entzieht, lässt sich manchmal durch die Abbildung des Gegenteils verdeutlichen: Der Egozentriker, der nur sein Ich sucht, der nur sich selbst sieht und wie Narcissus am liebsten sein eigenes Bild im Spiegel betrachtet, der wird uns gewiss nicht zum Nächsten. Von ihm können wir keine Hilfe erwarten; und doch soll er mit unserer Hilfe rechnen können. Denn 'Liebe deinen Nächsten wie dich selbst' stellt keine Überlegungen an, ob einer Hilfe verdient oder nicht.

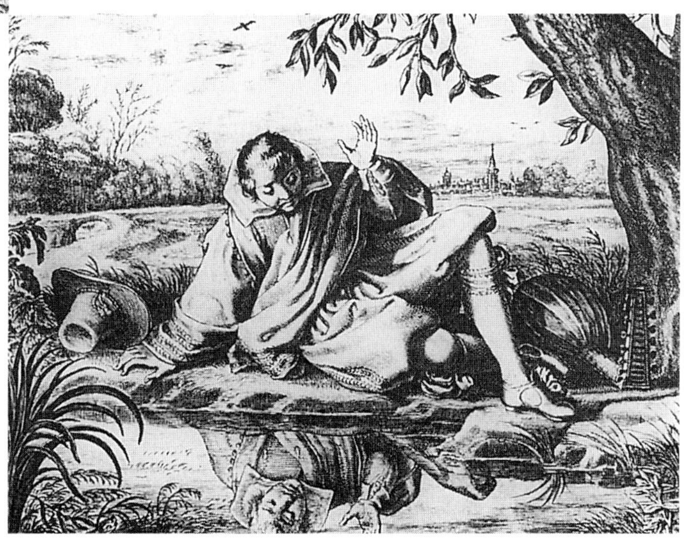

Bild 22
Willem de Passe, 17. Jh., Narzissus.[79]

gesetzt. Was wir für uns selbst als lebensnotwendig erachten, das sollen wir dem Bedürftigen leiblich und seelisch zukommen lassen. Wer helfen will, muss sich selbst annehmen. Er braucht sich seiner eigenen Wünsche nicht zu schämen, wenn er sie auch seinem Nächsten zubilligt. Unsere eigenen Wünsche und die Erwartungen für uns selbst sollen als Maßstab für die Zuwendungen zum Nächsten gelten. In der Luther-Übersetzung steht unter der Überschrift »Vom Tun göttlichen Willens« in Matthäus 7,12: »Alles nun, was ihr wollt, dass euch die Leute tun sollen, das tut ihnen auch!« Die Einheitsübersetzung bezeichnet diese Stelle als »die goldene Regel«: »Alles, was ihr also von anderen erwartet, das tut auch ihnen.« Diesen Grundsatz findet man sowohl bei Kant als auch bei anderen Philosophen und im Volksmund wieder.
Oft entspringt Hilfeleistung aus der Eigenliebe des Helfenden. Ehrenamtliches Wirken erhält dadurch viel Motivation; das sollten wir akzeptieren und nicht verwerfen. Denn ehrenamtliches Wirken baut auf der möglichen Selbstentfaltung des Helfers auf, aus der Freude an der Hilfeleistung entspringt.
Die Begeisterung für die Arbeit darf allerdings nicht dazu führen, dass der Helfer den Hilfsbedürftigen als Objekt betrachtet.[29] Zum Zeichen dafür, dass sich der dienende Helfer dem Kranken und

seinen Bedürfnissen unterzuordnen hat, sprachen die Hospitalorden schon vor 900 Jahren von ihren »Herren Kranken«.[30] Die richtige Beziehung zwischen Helfer und Hilfsbedürftigen stellt sich immer ein, wenn der Helfer den, der Hilfe braucht, als ERSTEN sieht und ihm vor sich als dem Nächsten den Vorrang gibt.

Nächstenliebe verlangt die Überwindung der Ich-Sucht. Dazu verhilft Mitleid. Der französische Religionsphilosoph Levinas[31] sagt: »Bei wahrem Mitleid verliert mein Bewusstsein, mein Ich, seine Priorität. Das unbedingte Ja zum Nächsten führt zur Selbstlosigkeit. Die Unterordnung unter die Bedürfnisse des anderen bedeutet dabei keine Aufgabe der Autonomie. Denn Autonomie heißt Selbstbindung an das Gute. Es ist nicht die Wahrheit, die der Mensch besitzt. Es ist die Wahrheit, die ihn ruft.« Sich von der Liebe zum anderen rufen zu lassen, führt zur Hingabe. Martin Buber sagt, dass die Selbstfindung nur aus der Ich-Du-Beziehung zu einem anderen erwächst. Er sagt: »Alles wirkliche Leben ist Begegnung« und »Der Mensch wird am Du zum Ich.«[32]

Auch für den, der sich um den Nächsten bemüht, gibt es Hindernisse. Als Gesunder muss er wissen, dass man ihn um seine Gesundheit beneiden kann. Oft wird es als Herablassung empfunden, wie ein Gesunder zum Kranken herunterblickt. Der Geber, der alles hat, muss dem Stolz des Habenichts' Rechnung tragen. Freundliche Worte vom Klassenprimus sind dem Klassenletzten oft ganz unerwünschte Gönnerhaftigkeit.

Es gibt daneben eine absichtliche Arroganz, die Schwäche und Hilfsbedürftigkeit überspielen will. Auch diesen Menschen müssen wir Nächster werden. Es ist ein Dienst am Nächsten, sie vor Verleumdung und Spott zu schützen und ihnen beizustehen. Denn es heißt: 'Liebe deinen Nächsten *wie dich selbst.*'

Kann ich nur dem zum Nächsten werden, den ich sehe?

Wenn wir uns nur denen als Nächste fühlen, die wir sehen, dann müssten wir vor allem Bettlern und Hausierern Beachtung schenken. Doch das Gleichnis spricht nicht von Almosen und weist nicht auf Menschen hin, die mit ihrer Hilfsbedürftigkeit betteln gehen. Es spricht auch nicht vom Teilen des Besitzes.[33]

Es wäre auch falsch, das Samaritertum nur auf die Straße oder auf Überfälle zu beziehen. Das achtlose Vorbeigehen am verwundeten Menschen erfolgt in anderem Gewand täglich und überall. Gern meidet man die Slums. Direktoren gehen selten zu denen, die ihre Anordnungen ausführen müssen. Vorgesetzte versäumen oft das Gespräch mit Nachgeordneten, selbst Kündigungen werden oft ohne vorheriges persönliches Gespräch nur per eingeschriebenem Brief an Mitarbeiter geschickt. Anschließend werden Kontakte mit den Unglücklichen vermieden, wo es nur geht. Bedenkenlos werden Anordnungen erteilt, die das Lebenswerk oder die Lebensplanung von Mitarbeitern jäh zerstören können.

Ob nah oder fern, immer sind wir Nächste für die, die durch unsere Maßnahmen und Anordnungen betroffen sind. Bei allen Maßnahmen müssen wir stets an die Betroffenen denken, das heißt, sich in ihre Lage versetzen, die Zumutbarkeit der Anordnung beurteilen und den Betroffenen den Sinn der Maßnahme persönlich erklären. Das gebietet die Achtung von dem Nächsten, die uns das Gleichnis lehrt. Seien wir uns klar darüber: Die Betroffenen warten auf Hilfe und wir ahnen oft nicht, wie tief wir jemanden verletzen, allein dadurch, dass wir keine Zeit für ihn haben – ihm nicht Nächster werden wollen.

Nächste werden wir auch allen denen, die wir durch Pakete unterstützen. Oft kommt so ein Paket beim Empfänger wie ein unerwartetes Geschenk des Himmels an. Die Briefe spielen dabei eine große Rolle. Es ist für die Empfänger ein großer Trost zu wissen, dass ein Mensch aus der Ferne an sie denkt und sich ihren Nöten zuwendet. Zu Unbekannten entstehen dann oft enge Beziehungen.

Durch Geldspenden in Sammelaktionen werden wir dem Endempfänger zwar nicht unmittelbar zum Nächsten, aber wir stärken diejenigen, die sich an entfernten Orten unmittelbar als Nächste engagieren. Mit unserer Spende sind wir oft das erste Glied einer Kette zur Hilfe an einem notleidenden Menschen. Auch demjenigen, der sich in unserem Lande für die Durchführung einer Hilfsaktion einsetzt, können wir durch Spenden oder die Übernahme von Aufgaben zum Nächsten werden, denn es entsteht durchaus eine »Not« bei dem, der helfen will und dafür dringend Unterstützung braucht. Wir müssten uns zu der Kategorie des »Priesters« und »Leviten« rechnen, wenn wir den in Samariterdiensten engagierten Menschen unsere Hilfe versagen.

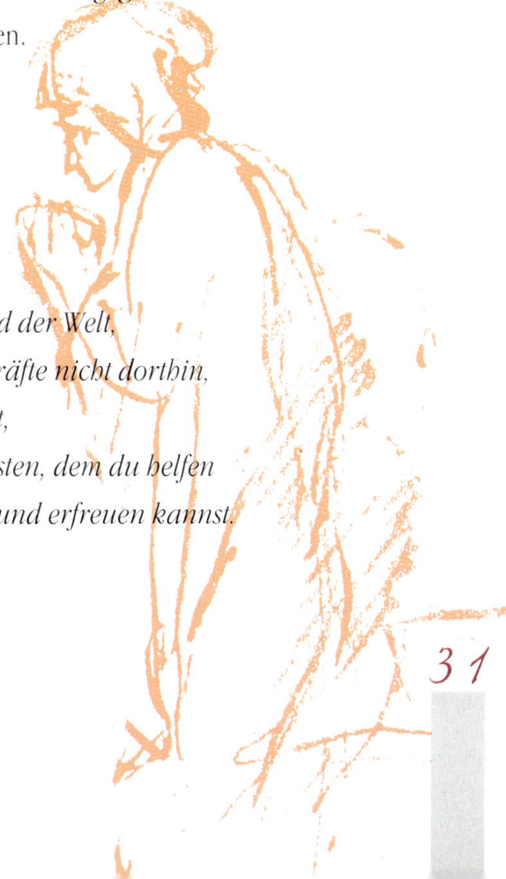

Fühle mit allem Leid der Welt,
aber richte deine Kräfte nicht dorthin,
wo du machtlos bist,
sondern zum Nächsten, dem du helfen
und den du lieben und erfreuen kannst.

Hermann Hesse

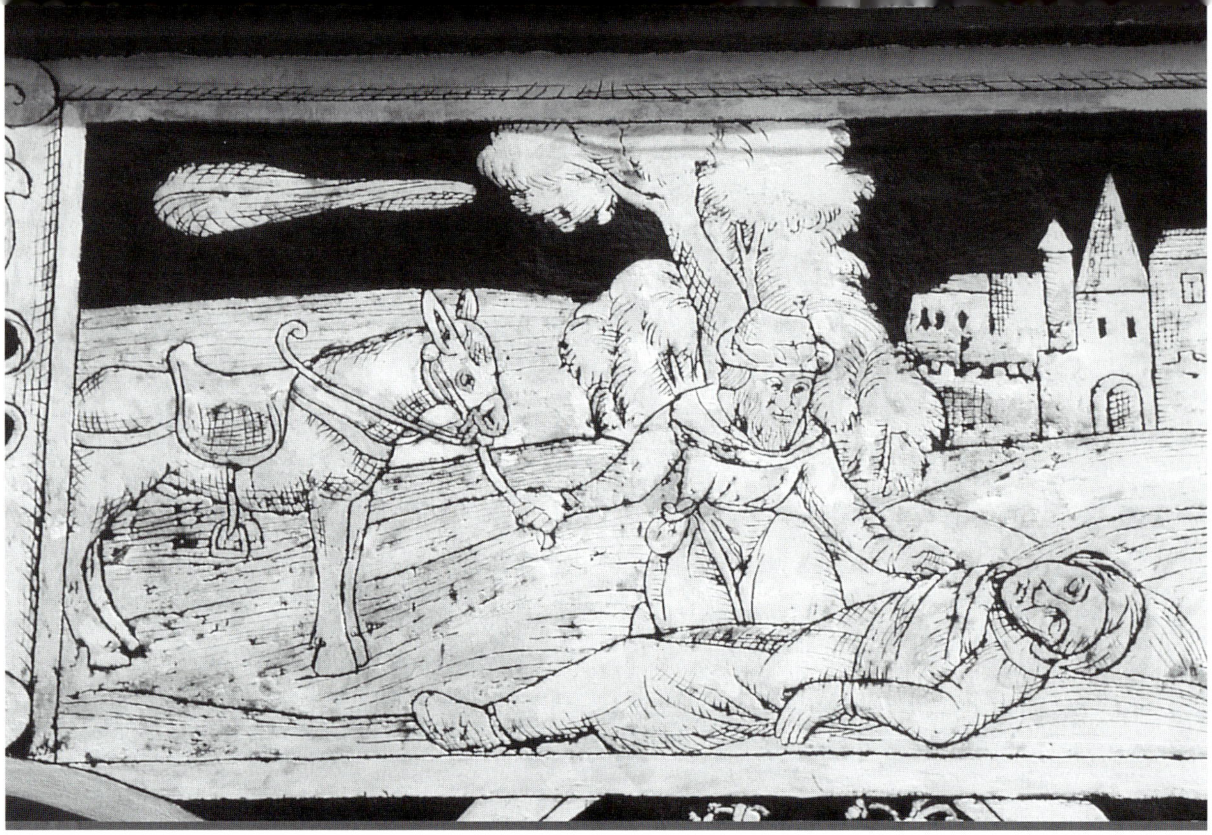

Bild 23
Sgraffito an einem Renaissancehaus in Jindrichuv Hradec (Neuhaus), Tschechien.

Wie verträgt sich Nächstenliebe mit der Ausübung von Macht?

Egoistische Durchsetzungsfähigkeit erscheint in unseren gesellschaftlichen Strukturen zum Überleben notwendig. Es gibt viele Menschen, die in der Ausübung von Macht den Sinn des Lebens für sich sehen. Das ist jedoch nur ein Glück auf Zeit. Wie schnell verblasst Macht! Wie schnell ist der, der sich oben wähnt, unten angelangt. Jesus sagt seinen Jüngern in Markus 10,42f.: »Ihr wisst, die als Herrscher gelten, halten ihre Völker nieder, und ihre Mächtigen tun ihnen Gewalt an. Aber so ist es unter euch nicht; sondern wer groß sein will unter euch, der soll euer Diener sein; und wer unter euch der Erste sein will, der soll aller Knecht sein.«

Machtstreben kann oft rücksichtslos und unbarmherzig sein. Man sagt dann: »Der geht für seine Karriere über Leichen.« Wie oft werden dabei andere rücksichtslos geschädigt unter Missachtung des achten Gebotes »Du sollst nicht falsch Zeugnis reden wider deinen Nächsten.«
Doch wer die Macht hat, hat das Recht und hat die Möglichkeit, barmherzig zu sein. Wo die Macht als von Gott gegeben betrachtet wird, muss der Mächtige Barmherzigkeit üben. Eltern haben die Macht über ihre Kinder, wenn auch heute de jure nicht mehr so wie früher. Ein ausgewogenes Verhältnis von Strenge und Barmherzigkeit ist wichtiger Teil jeder Erziehung. Wer die Macht hat, kann helfen, wo es ihm beliebt. Deshalb lädt das Gleichnis vom Barmherzigen Samariter die Mächtigen ein, denen

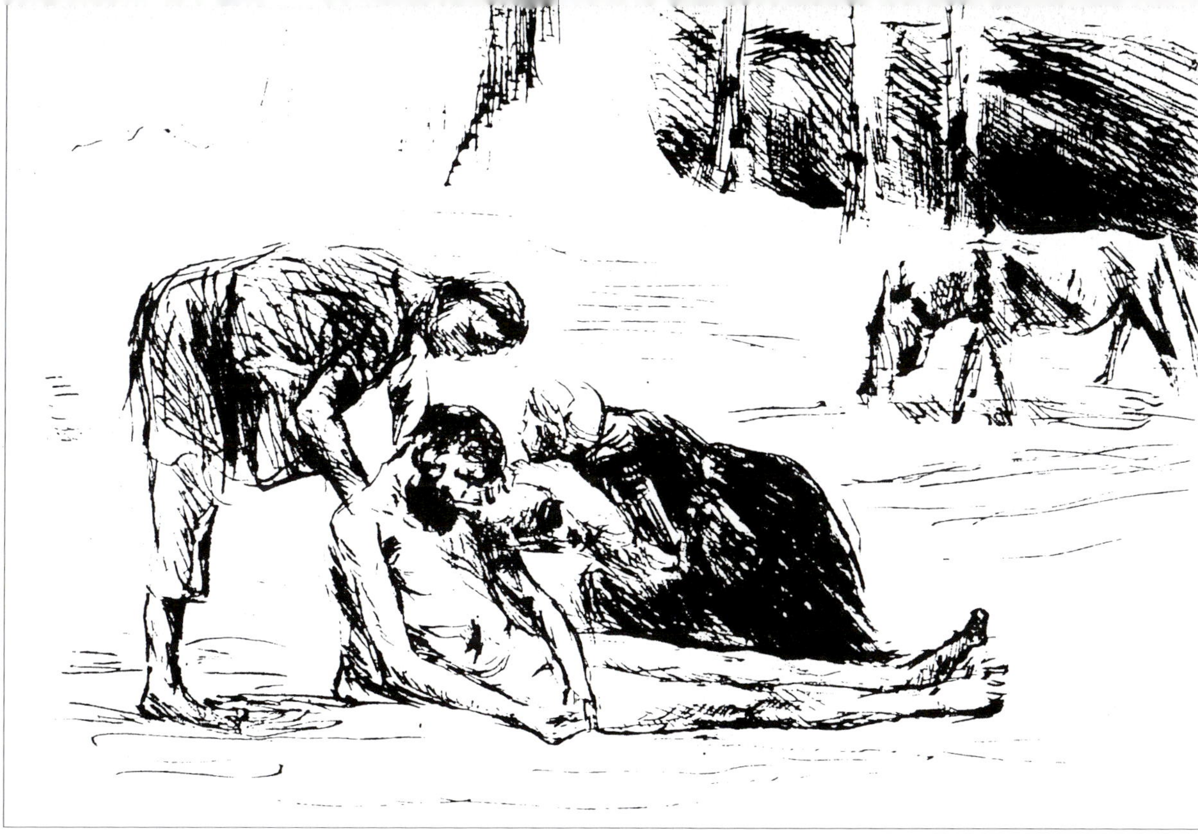

Bild 24
Max Liebermann, Kaltnadelradierung 1914. Staatliche Graphische Sammlung München.

zu helfen, die auf ihre Hilfe warten. Barmherzigkeit üben zu können, ist ein Zeichen von Souveränität. Macht, die erbarmungslos wird, endet früher oder später. Denn Macht hält sich auf Dauer nur durch das Vertrauen, das sie verdient. Macht, die kein Vertrauen mehr genießt, wird despotisch und bricht über kurz oder lang zusammen.

Denn Machtausübung ist nicht ohne Schuldverstrickung möglich. Jede Ausübung von Macht verursacht ganz ungewollt und unausweichlich Ungerechtigkeiten für Einzelne, die von der Machtausübung betroffen sind. Zum Ausgleich ist Nächstenliebe und Barmherzigkeit notwendig. Für einen Egoisten sind andere Menschen nur da, wenn er sie gebrauchen kann. Wer Verfügungsrecht über andere hat, muss sich seiner Fürsorgepflicht bewusst sein.

Ist Nächstenliebe im Wettbewerb noch möglich?

Wir leben in einer Wettbewerbsgesellschaft. Konkurrenzkampf findet nicht nur im beruflichen, sondern auch im gesellschaftlichen Bereich statt. Im Wettbewerb gibt es Erfolgreiche und Gescheiterte, Sieger und Verlierer. Kann der Gescheiterte noch den als Nächsten lieben, der ihn überflügelt hat? Einen Gegner zu lieben fällt schwer. Doch liegt es im Wesen christlicher Nächstenliebe, dem Gegner gleiche Rechte einzuräumen, ihn trotzdem zu achten wie sich selbst.

Solange das Verhältnis ausgewogen ist, mag das gehen. Wie kann ich aber den lieben und achten, der mich niedergemacht hat? Christen brauchen in einem solchen Fall nicht zu verzweifeln. Denn Christus verspricht dem Menschen, der verliert, dem Versager, die gleiche Hilfe wie dem Sieger. Der Kern des Gleichnisses vom Barmherzigen Samariter liegt nicht im Verbinden von Wunden, sondern in der Beachtung und Achtung des anderen. Wenn wir uns eines Gescheiterten in seiner Not annehmen, ist das samariterliche Barmherzigkeit. Christus zeigt uns, dass der Gescheiterte von ihm geliebt wird wie der Erfolgreiche. Das dürfen wir uns zu Herzen nehmen und die Gnade Christi weitergeben, auf die wir hoffen können, falls wir in ähnlicher Situation sind. Einen, der sich als gescheitert betrachtet, links liegen zu lassen, ist noch verletzender als die Niederlage selbst. Die Nächstenliebe gebietet dem Sieger im Wettbewerb, den Unterlegenen nicht zu demütigen.

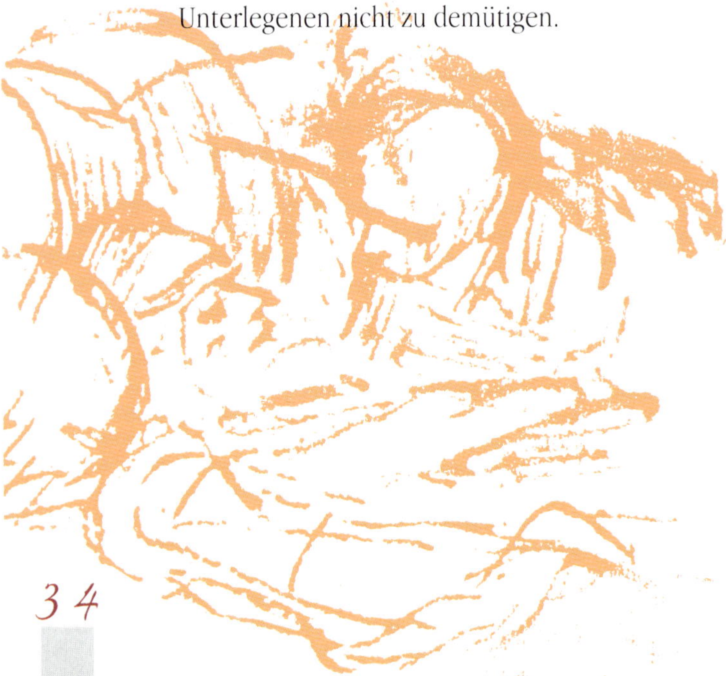

Humanistisch motiviertes Helfen oder christliche Nächstenliebe?

Der Humanismus, der die griechische und römische Kultur wiederbeleben wollte, stellte den Menschen in den Mittelpunkt. Er sprengte die Fesseln des Mittelalters. Er bemühte sich um umfassende Bildung, ein harmonisches Weltbild und ein ausgeglichenes Menschenbild. Schon bei Pico della Mirandola, besonders aber bei Erasmus von Rotterdam, setzte sich der Humanismus mit theologischen Fragen und dem Christentum auseinander und übernahm vor allem die Lehre von der Gottesebenbildlichkeit des Menschen. So vertritt er mit Nachdruck die Achtung der Menschenwürde.
Im heutigen Humanismus steht der Mensch im Mittelpunkt, ohne dass es einer Gottesbeziehung bedarf. Das findet seinen Niederschlag z. B. in der Erklärung der Weltgesundheitskonferenz von 1991, der sogenannten Ottawa-Charta: »Gesundheit [es könnte auch heißen: das Wohl der Menschheit] entsteht dadurch, dass man sich *um sich selbst und für andere* sorgt, dass man in der Lage ist, selber Entscheidungen zu fällen und Kontrolle über die eigenen Lebensumstände auszuüben sowie dadurch, dass die Gesellschaft Bedingungen herstellt, die allen ihren Bürgern Gesundheit ermöglicht.«
Der säkulare Humanismus macht sich die Zuwendung zum Nächsten verstandesmäßig zu eigen.

Solcher Humanismus entspringt dem Kopf, Nächstenliebe kommt mehr aus dem Herzen. Jesus sagt außerdem mit seinem Samariter-Gleichnis: Tätige Nächstenliebe ist Erfüllung der Gebote Gottes. Einem Christen ist somit der Dienst am Nächsten das Dienen am Herrn schlechthin. Er ist sich bewusst, dass Humanität ohne Gott auf die Dauer nicht möglich ist. Die Frage, ob der Mensch ohne Gott überhaupt menschlich bleiben kann, war mehrfach ein Experiment in der Weltgeschichte. Es misslang immer wieder, zuletzt beim Marxismus-Leninismus. Das Gleichnis vom Barmherzigen Samariter spricht nicht von gerechter Verteilung von Glück, sondern von einem Weg, glücklich zu werden. Unser Leben erfährt einen Sinn, wenn wir barmherzig handeln. Christliche Nächstenliebe bedeutet Einsatz für den Mitmenschen im Blick auf Gottes Liebe und Verheißung. Deshalb hält sie größeren Belastungen stand als der Dienst aus humanistischen Motiven allein. Denn die christliche Botschaft kann dem Menschen mehr als der Humanismus Anregungen, Vorbilder und Hilfestellungen geben. Erst durch das Vertrauen auf Gottes Hilfe findet der Mensch die Kraft und den Mut zu Leistungen, die er sich selbst nicht zugetraut hätte. Das Samaritergleichnis soll allen Menschen Mut dazu machen.[34]
Willem A. Visser't Hooft, Generalsekretär des Ökumenischen Rates der Kirchen, Genf, 1938–1966, formulierte das so:

»Die Christen haben bessere Gründe als irgendwer sonst, sich für die Menschheit einzusetzen. Sie sind nicht Menschenfreunde in dem sentimentalen Sinn, dass es nett ist, zu netten Leuten nett zu sein. Sie sind nicht Humanisten in dem aristokratischen Sinn, dass Bildung und Kultur zwischen den wenigen Bevorzugten aller Nationen eine Verbindung herstellen. Sie stehen auf der Seite der ganzen Menschheit, weil sich Gott auf diese Seite gestellt hat und sein Sohn für sie gestorben ist. Deshalb lassen sie sich nicht so schnell entmutigen, wenn der Dienst an der Menschheit sich als viel anstrengender erweist, als man dachte. Weil sie Christus nachfolgen, ist es geradezu ihr Lebenssinn, dafür zu sorgen, dass ihre notleidenden Brüder erhalten, was sie brauchen.«

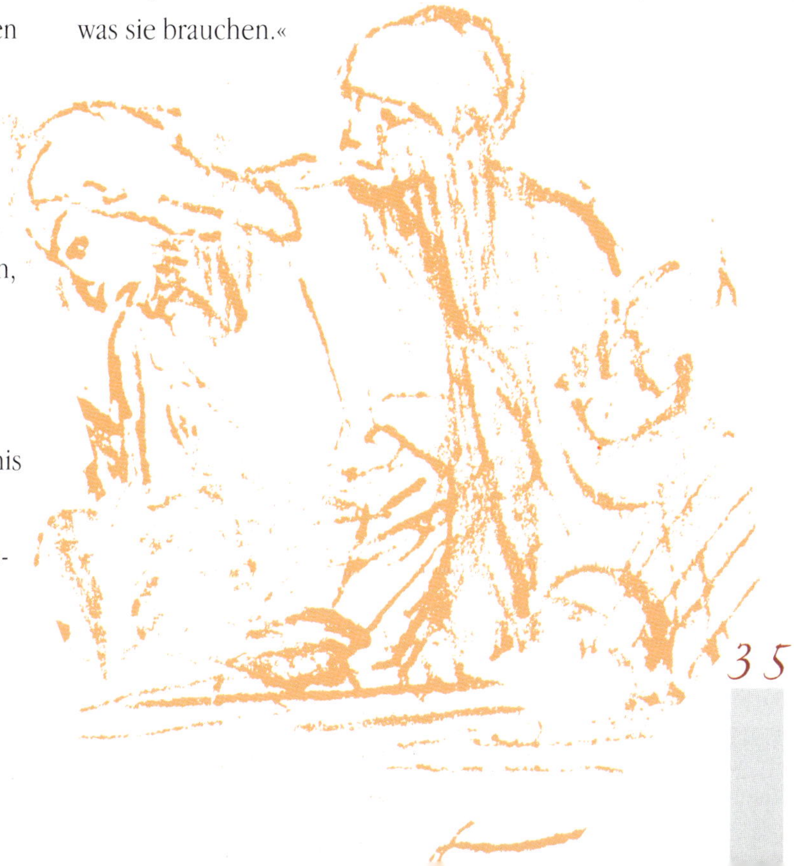

Nächstenliebe oder Selbstverwirklichung?

Sartre sagt: Der Mensch ist das, was er aus sich macht, und er ist nichts anderes als das, was er aus sich macht. Er ist das Wesen, das sich selbst verwirklichen muss; er muss sich zu dem machen, was er sein will. So ist der Mensch immer auf dem Weg zu sich selber. Der Mensch ist schicksalhaft an seine leibliche Konstitution, an seine materiellen Verhältnisse und ganz und gar an die Situation, in die er hineingeboren, hineingeworfen wurde, gebunden. Sartre, der Begründer des Existenzialismus, verneint die Existenz Gottes oder irgendeiner höheren Instanz.[35]

Viele Menschen meinen, dass sie frei werden, wenn sie sich auf sich selbst beziehen. Mit ihrer Ablehnung jeglicher Fremdbestimmung verlieren sie aber auch jeglichen Bezugspunkt. Man stelle sich ein Schiff vor, dessen Kompassnadel immer auf den Schiffsrumpf zeigt. Das ist wahrlich frei, aber orientierungslos. Was nutzt eine Freiheit ohne Orientierung? Der Unterschied von Christen zu ich-zentrierten Menschen ist der, dass Christen wissen, dass sie sich vor Gott verantworten müssen, nicht vor sich selbst. Für Christen liegt der Bezugs- und Orientierungspunkt außerhalb des Ichs. Christen glauben, dass ihr Leben nicht vollständig selbstbestimmt ist, sondern dass sie als Geschöpfe Gottes in Freiheit ihr Leben gestalten können.

Wenn wir das Samaritergleichnis zur Grundlage unseres freien Handelns machen und uns Mitmenschen helfend zuwenden, dann erfüllen wir nicht nur eine Aufgabe, sondern geben auch unserem Leben einen ganz anderen Sinn. Mit der Aufgabe geraten auch die eigenen kleinen Kümmernisse in Vergessenheit.

Für den allzu auf sich selbst zentrierten Menschen hat Hilfsbereitschaft keine Bedeutung.[36] »Was bringt mir das?« ist seine typische Frage. Jesus weist einen anderen Weg: Eben gerade das, wovon du meinst, dass es dir nicht zum Vorteil ist, das bringt dir am meisten. Die Zuwendung zum Mitmenschen bringt das eigentliche Leben.[37]

Sinnorientierung ist nicht nur lebenswichtig, sondern überlebenswichtig. Das Selbst als Sinnquelle erweist sich als wenig ergiebig. Wer Glück und Unglück nur in sich selbst sucht, könnte verzweifeln. Sinnorientierung kann nur auf ein Ziel außerhalb des eigenen Ego wirksam und richtungsweisend sein. Man kann sich nicht an den eigenen Haaren aus dem Sumpf ziehen. Man braucht einen Halt außerhalb.

Viktor E. Frankl beobachtet: »Christen haben das Vertrauen, von der Sorge um sich selbst frei zu sein und können sich durch diesen Glauben ohne Vorbehalte dem anderen zuwenden und für ihn leben anstatt für die eigenen Interessen. Das DU vor das ICH zu stellen, ist der Ausdruck für die Liebe zu einem Menschen.«[38]

Liebe befähigt zu vielem, was ohne sie nicht zu bewältigen wäre. Wer sich selbst gescheitert glaubte oder sich als Außenseiter sah, kann aus dem Dienst am Nächsten neues Selbstbewusstsein schöpfen.

Bild 25
Julius Schnorr von Carolsfeld. Gemälde Städel, Frankfurt/Main.

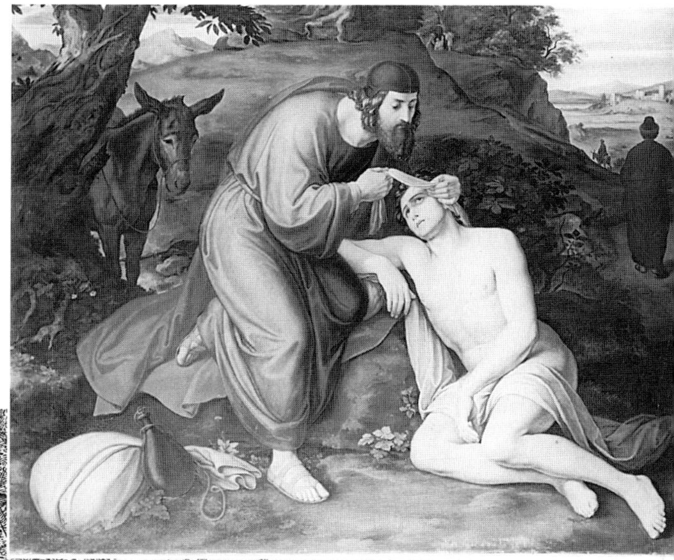

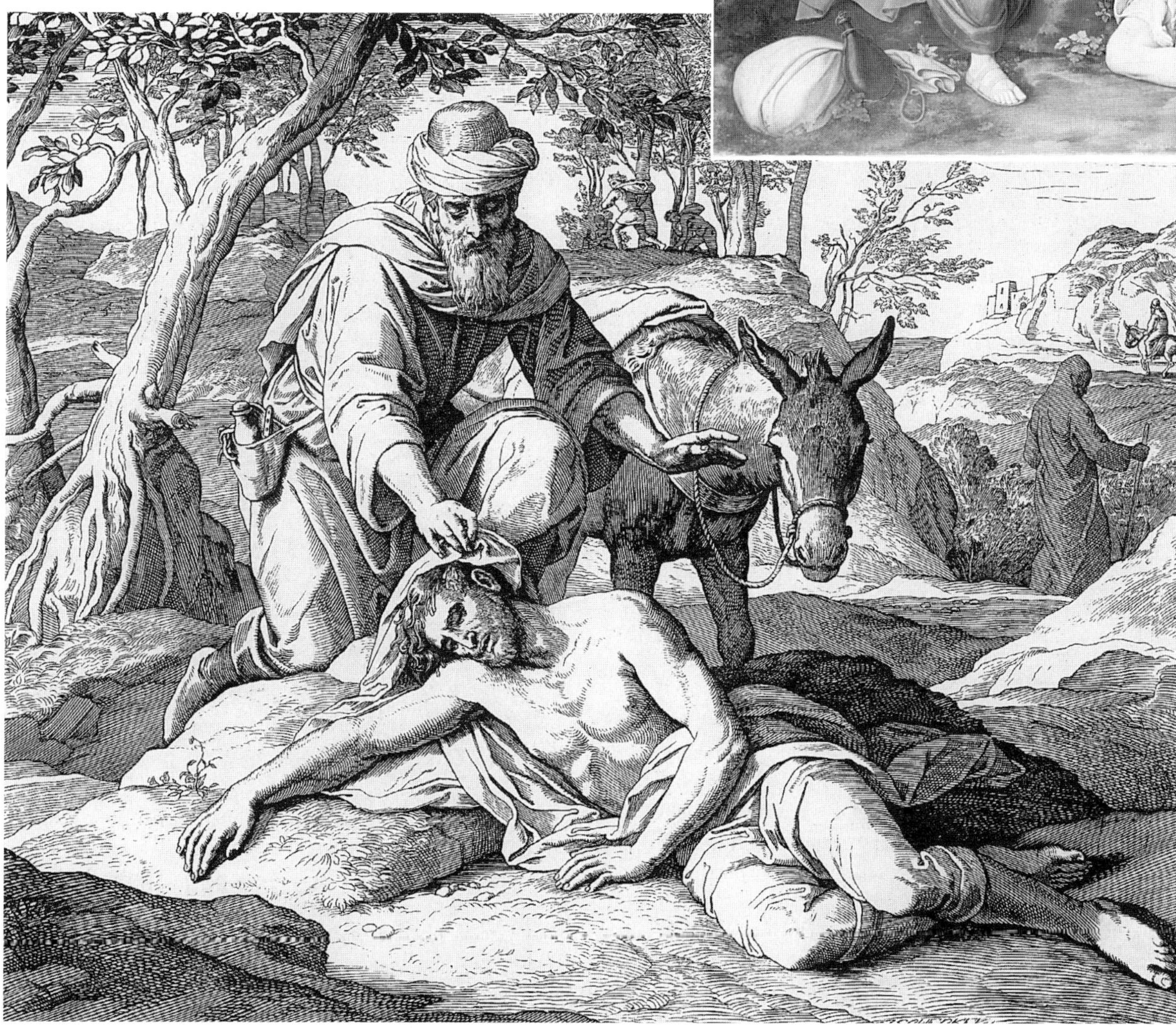

Bild 26
Julius Schnorr von Carolsfeld. Illustration zur Bilderbibel von 1856.

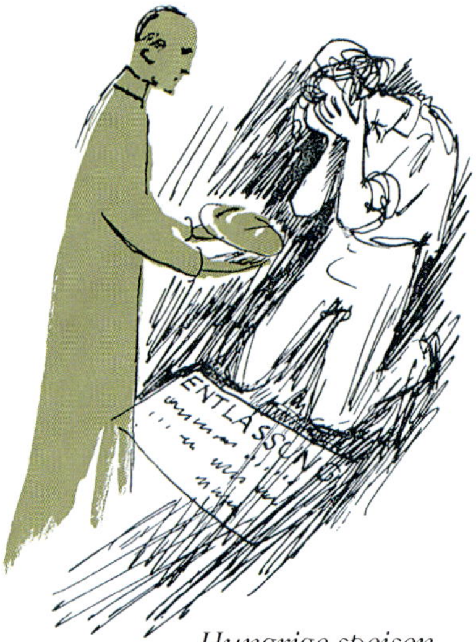

Hungrige speisen

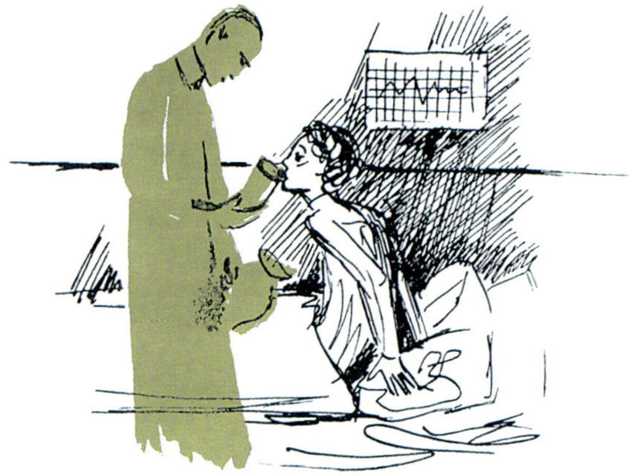

Durstige tränken

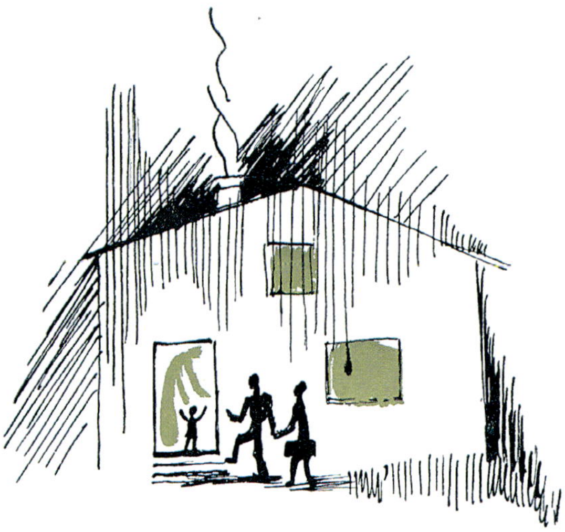

Fremde beherbergen

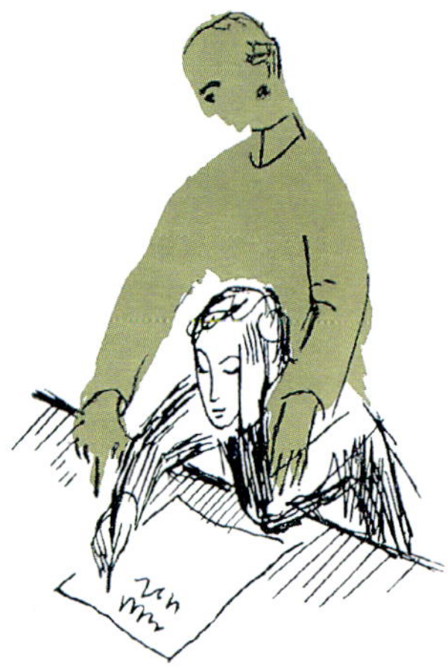

Unwissende lehren

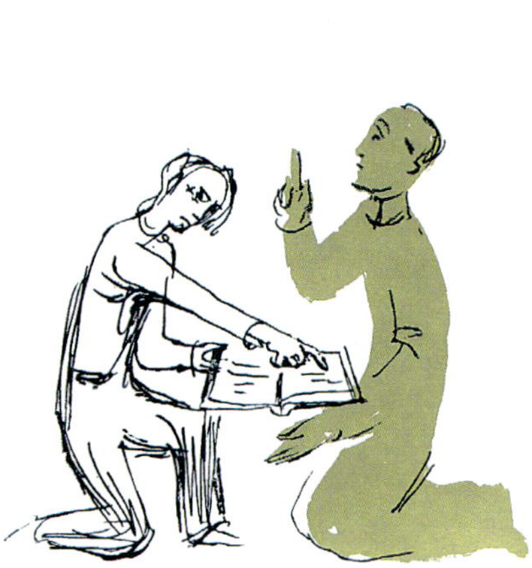

Zweifelnden recht raten

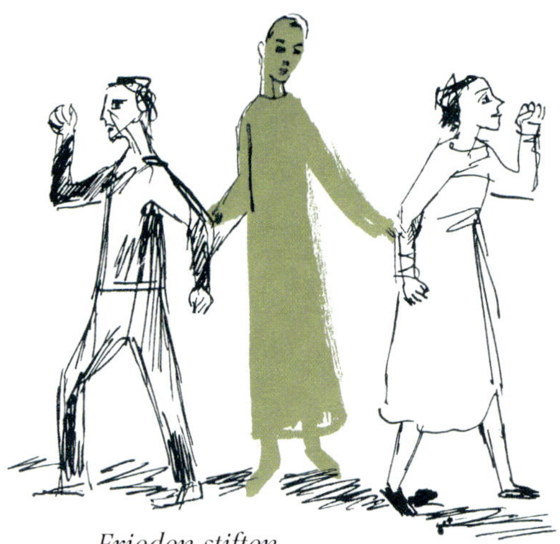

Frieden stiften

Bild 27
Aus den Vierzehn Werken der Barmherzigkeit von E. Müller, Ingolstadt 1995.

Führt tätige Nächstenliebe auf den Weg zu Gott?

Nächstenliebe ist ohne christlichen Glauben möglich. Sie wird auch von Menschen vorbildlich ausgeübt, die keine manifesten religiösen Motive haben.[39] Diese Aussage steht sogar in Matthäus 25, 31f., wo vom Weltgericht die Rede ist: Die Gerechten helfen, ohne zu wissen, dass sie in der Gestalt der geringsten Brüder dem Menschensohn Gottes selbst begegnen.
Wer den Nächsten wichtig nimmt, löst sich aus seiner egozentrischen Haltung. Er sieht die Welt nicht mehr nur von seinem Standpunkt aus, sondern sein Blick erhält eine neue Dimension. Über den Nächsten kann man zu sich selbst finden.
Der Philosoph Schopenhauer sagt: »Wer aber feindlich eindränge auf seinen Widersacher und bis ins Tiefinnerste desselben gelangte, der würde in diesem zu seiner Überraschung sich selbst entdecken.«[40] Wir können nicht nur im lieben Nächsten, sondern auch im unsympathischen Nachbarn, sogar im Gegner etwas über Gottes Schöpfung lernen. Durch Nächstenliebe werden wir offen für Gottes Gerechtigkeit, die etwas anderes ist als die irdische Gerechtigkeit. Im Nächsten können wir manchmal Gottes Handeln und Gottes Gnade besser erkennen als an uns selbst. So öffnet uns die tägliche Nächstenliebe den Weg zu Gott.[41]

Durch gute Werke wird der Geber oft selbst zum Empfangenden. Tätige Nächstenliebe führt zu der Erfahrung, dass wir selbst nicht alles können, sondern der Hilfe bedürfen.

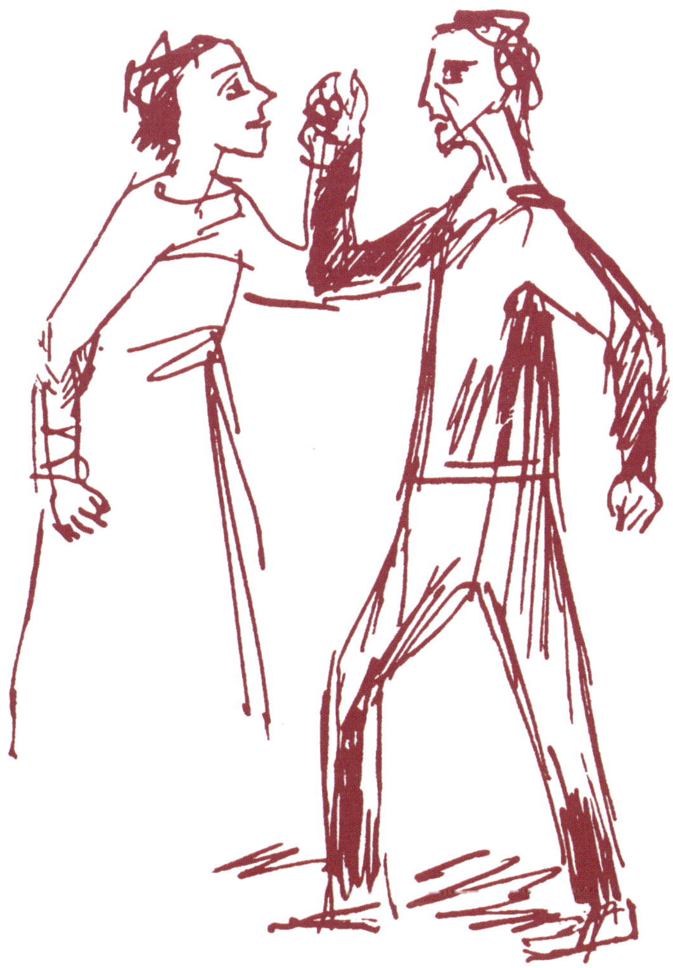

4. Der Aufruf zur Barmherzigkeit

In der fünften Seligpreisung der Bergpredigt heißt es (Mt 5,7): »Selig sind die Barmherzigen; denn sie werden Barmherzigkeit erlangen.« Der Samariter ist personifiziertes Sinnbild der Barmherzigkeit. Barmherzigkeit beginnt mit der Achtung der Menschenwürde. Menschenwürde ist durch Gott gegeben und geht keinem Menschen verloren, auch nicht, wenn er krank, scheußlich zugerichtet oder verstümmelt ist. Barmherzigkeit setzt voraus, dass wir die Hilfswürdigkeit nicht bestreiten. Wie dürften wir denn das auch: Wenn der Mensch ein Ebenbild Gottes ist, ist jeder unser Bruder oder unsere Schwester. So schreibt Paulus im Römerbrief 15,7: »Darum nehmt einander an, wie Christus euch angenommen hat, zu Gottes Lob.«

Das Wesen der Barmherzigkeit

Barmherzigkeit fängt damit an, einen anderen nicht als Nummer, sondern als Individuum zu sehen und ihn mit seinem Namen und seiner Art zu würdigen. Wir unterschätzen leicht einen unbekannten Menschen, wenn wir diesen in einem beklagenswerten Zustand sehen. Wir wissen nichts von seinen Fähigkeiten, nichts von seinen Leistungen und nichts darüber, was er in seinem Umkreis bedeutet. Im Unglück sind kluge Redner sprachlos und Fotomodelle graue Mäuse.
Barmherzigkeit existiert nur dort, wo sie angewandt wird. Barmherzigkeit üben heißt dienen.
Es ist nicht leicht, einem Kranken immer nur dienend gegenüberzutreten. Samariterdienste fordern oft Überwindung von Ekel. Auch sind Betreute manchmal in ihrer Wehleidigkeit unausstehlich.

Das Alte Testament kennt Geschichten, in denen Großzügigkeit belohnt wird. Im Samaritergleichnis des Neuen Testaments ist von keiner irdischen Belohnung die Rede. Barmherzigkeit geschieht selbstlos, für Gotteslohn – nach dem Samaritergleichnis für den Lohn des ewigen Lebens.
Barmherzigkeit lügt nicht. Unwahrheiten verletzen. Widersprüche wecken Misstrauen. Barmherzigkeit richtet nicht. Grenzenlose Toleranz ist jedoch keine Barmherzigkeit. Auch ein Nein zu einem Irrweg,

eine strenge Wegweisung, eine Zurechtweisung, sogar eine Züchtigung kann im Rahmen der Barmherzigkeit angebracht sein. Es ist weder unmenschlich noch unbarmherzig, jemandem »einen Zahn zu ziehen«. Nicht alles, was zunächst als unbarmherzig empfunden wird, schadet dem Betroffenen. Gleichgültigkeit und Missachtung sind die größten Unbarmherzigkeiten. Barmherzigkeit besteht nicht im Gewährenlassen, sondern auch in der Bewahrung vor Schaden.

Barmherzigkeit kann empfohlen, aber auch unterbunden werden. Besonders krass wird das von Bertolt Brecht in seinem frühen Bühnenwerk von 1930 »Die Maßnahme« dargestellt, das er selbst »Ein Lehrstück« nennt.[42] Dort wird nämlich einem Genossen geraten: »Verfalle nicht dem Mitleid.« Als dieser den Rat nicht befolgt und somit von der Parteilinie abweicht, wird er auf dramatische Weise als Verräter umgebracht, nur weil er Mitleid hatte. Oft behindern organisatorische Weisungen Barmherzigkeit.[43] Es gilt immer, die Voraussetzungen zu schaffen, die Barmherzigkeit möglich machen. Dazu gehört ein Spielraum der Eigenverantwortung. Mitarbeiter, denen jeglicher eigenverantwortlicher Spielraum versagt ist, werden leicht unbarmherzig. Die Einengung ihres Spielraums bringt Unzuständigkeit mit sich, die einen willkommenen Grund abgibt, sich der Barmherzigkeit zu enthalten. Gerade deshalb ist das Gleichnis vom Barmherzigen Samariter so aktuell. Jesus meint: Lasst euch nicht durch von Menschen gesetzte Grenzen abhalten, dem zu helfen, der auf eure Hilfe wartet. Weist ihn nicht ab, sondern sagt ihm ein gutes Wort, versucht ihm soweit möglich zu helfen und gebt ihn weiter an den, der weiterhelfen kann. Barmherziges Handeln kann eingeübt werden: Hinschauen lernen, Zuhören lernen, Anfassen lernen, Helfen lernen und vor allem lernen, nicht sich selbst in den Mittelpunkt zu stellen, sondern den Bedürftigen.

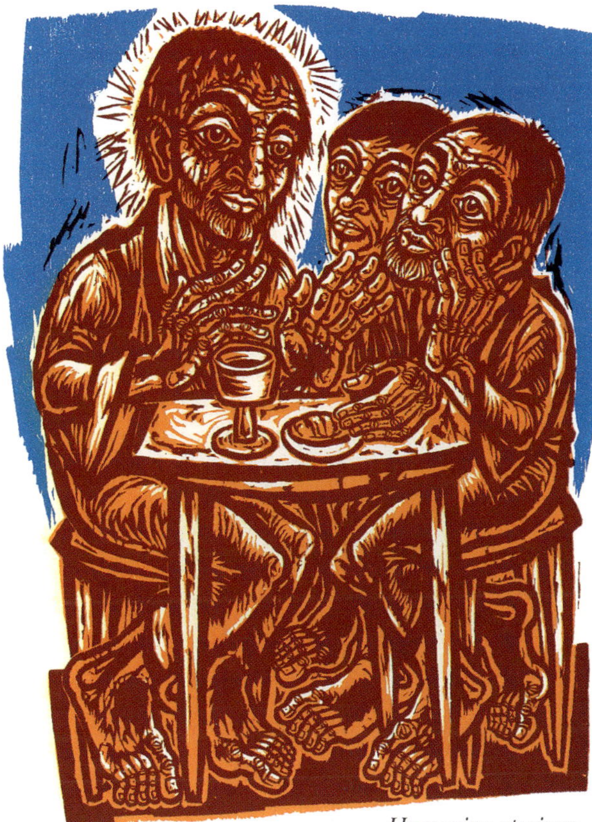

Hungrige speisen

Bild 28
Walter Habdank, »Werke der Barmherzigkeit«.
7 Farbholzschnitte 1991.
(Die weiteren sechs auf den folgenden Seiten.)

Barmherzigkeit und Gerechtigkeit

Im alttestamentlichen Bund Gottes mit seinem Volk gehörte die Barmherzigkeit wie die Gerechtigkeit zu den verpflichtenden Rechtsbegriffen für alle, die sich zum Bunde mit Gott gehörig fühlten. Sinngemäß wird bei der Übersetzung des hebräischen Alten Testaments ins Griechische und Lateinische der hebräische Begriff Barmherzigkeit oft mit Gerechtigkeit übersetzt. Gott der Gerechte ist Gott der Barmherzige.

Das Neue Testament hat dieses Rechtsgut voll übernommen und nicht seiner Rechtsverpflichtung beraubt, sondern vertieft. Dass unsere moderne Sozialgesetzgebung diesen Rechtsgedanken als Verpflichtung aufgenommen hat, ist ein Stück Wirkungsgeschichte jenes Barmherzigkeitsbegriffes aus den biblischen Schriften.

Für die Philosophen der Stoa in Athen, die Stoiker, 300 Jahre vor Christi Geburt, galt die Barmherzigkeit als eine »Krankheit der Seele« derer, die sich durch Leid bewegen ließen. Dieses zutiefst unchristliche Gedankengut ist in allen Jahrhunderten wieder vorgebracht worden. Das Bühnenstück von Bertold Brecht »Die Maßnahme« zeigt es.[42]

Barmherzigkeit ist christliche Gerechtigkeit. Sie fragt nicht nach Schuld. Sie wird getragen von denen, die auf die Barmherzigkeit Gottes vertrauen.

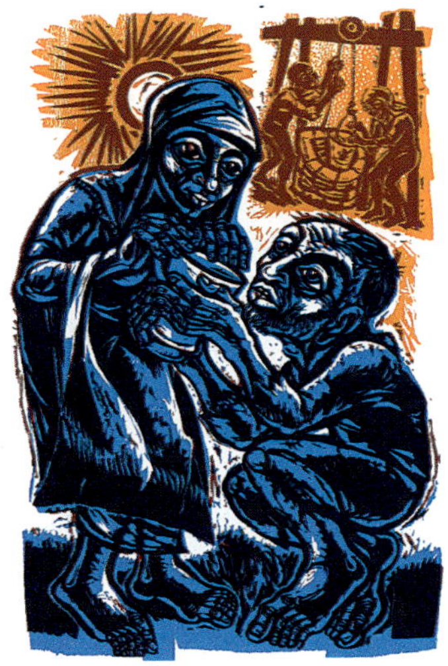

Durstigen zu trinken geben

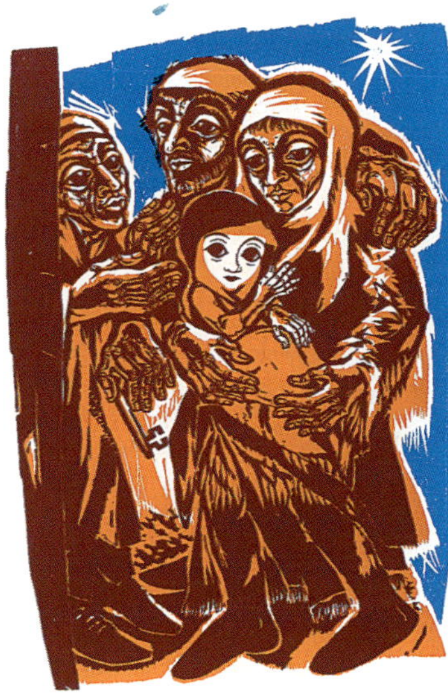

Fremde beherbergen

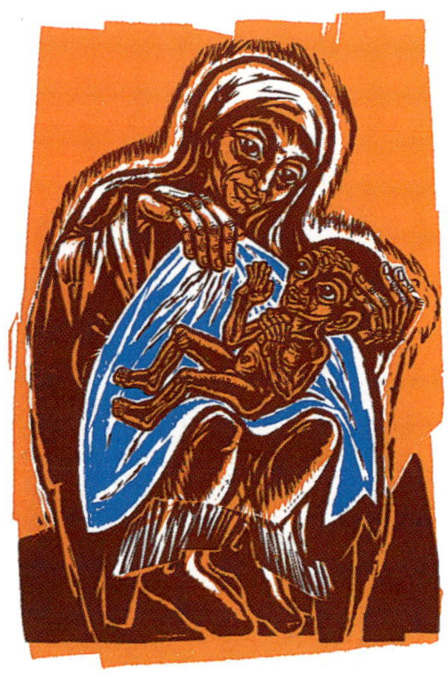

Nackte kleiden

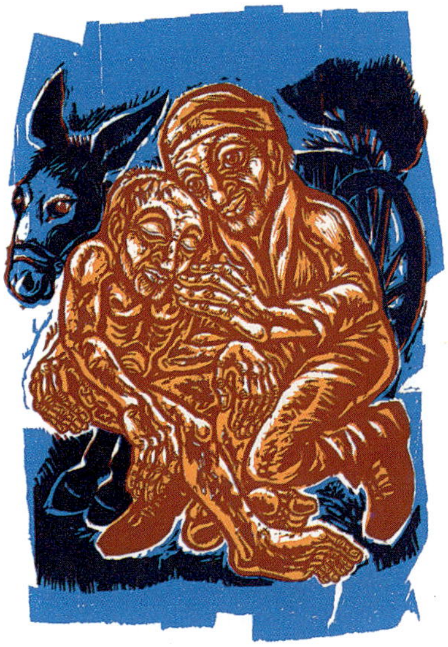

Kranke besuchen

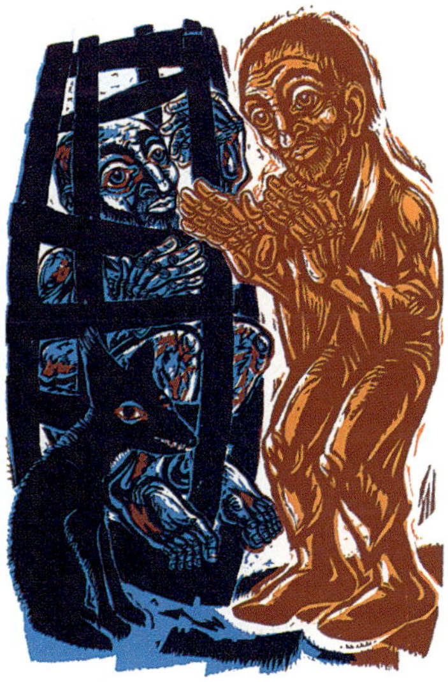

Gefangene besuchen

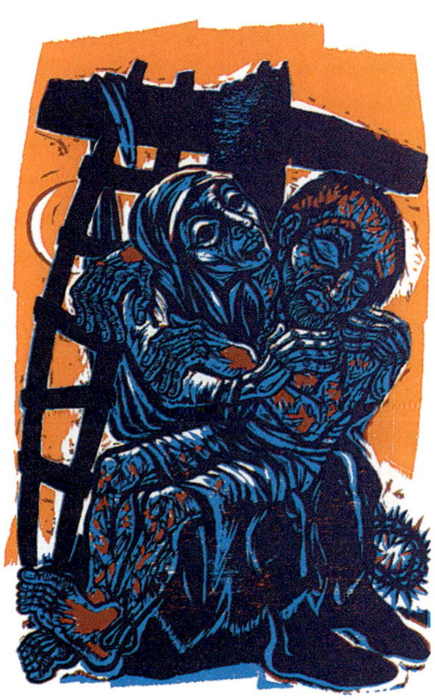

Tote begraben

Von den Guten Werken[44]

Kommen gute Werke aus dem Glauben oder führen gute Werke zum Glauben hin? Wer sich in Gott und Jesus Christus wohl geborgen fühlt, wird das in Dankbarkeit weitergeben wollen. Wer den Glauben als Gehorsam versteht, wird die Aufforderung Jesu »So geh hin und tu desgleichen« erfüllen wollen. Der Glaubende will unter denen sein, die nach der Rede Jesu im Matthäus-Evangelium (Kapitel 25) nicht verworfen werden, sondern will im Jüngsten Gericht zu den Brüdern gehören, die einen der geringsten Brüder des Herrn beköstigt, bekleidet und besucht haben.

Das Hineinversetzen in den anderen lehrt mehr als die eigene Nabelschau. Bei der Hinwendung zu Kranken erlebt der Helfer oft wunderbare Entwicklungen. Der Fortbestand der individuellen Persönlichkeit auch unter größtem Leidensdruck, der Durchhaltewille und die Genesungsfähigkeit des Menschen zeugen von Kraftströmen, die außerhalb medizinischer Wahrnehmbarkeit liegen. In Extremsituationen kann man die Wunder Gottes bestaunen. Welche Kraft beim Elenden steht da plötzlich der Verzagtheit des Helfers gegenüber!

Das Bewusstsein, ein gutes Werk getan zu haben, macht froh. Es nicht getan zu haben bedrückt, macht traurig, manchmal führt eine Unterlassung sogar zu Schuldgefühlen. Karl Heinrich Waggerl hat einmal geschrieben: »Das Böse, das wir tun, wird Gott uns vielleicht verzeihen. Aber unverziehen bleibt das Gute, das wir nicht getan haben.« Gute Werke darf man nicht aufrechnen und sie als Wechsel auf einen Anspruch präsentieren. Gute Werke als Anspruch auf Gnade zu verstehen, war sicher ein Irrweg. Man kann sich Gottes Gnade nicht verdienen wie eine Rente. Das von Melanchthon formulierte Augsburger Bekenntnis von 1530[45] führt deshalb in Artikel 20 aus:

»Ferner wird gelehrt, dass gute Werke getan werden sollen und müssen, aber nicht, dass man darauf vertraut, durch sie Gnade zu verdienen, sondern um Gottes Willen und zu Gottes Lob. ... und weil durch den Glauben der Heilige Geist gegeben wird, darum wird auch das Herz befähigt, gute Werke zu tun. ... Denn ohne Glauben und ohne Christus sind menschliche Natur und menschliches Können zu schwach, (um) gute Werke zu tun, Gott anzurufen, im Leiden Geduld zu haben, den Nächsten zu lieben, übertragene Aufgaben zu erfüllen, gehorsam zu sein ...«

Luther bezieht in seinem grundlegenden »Sermon über die guten Werke« diese direkt auf die Zehn Gebote. Diese einzuhalten seien die rechten guten Werke. Ferner ist dort zu lesen: »Der Glaube ist das erste gute Werk und ohne den Glauben ist den guten Werken der Kopf ab.«[46]

Die Werke der Barmherzigkeit

Menschliche Barmherzigkeit gründet sich auf der Barmherzigkeit Gottes. Wer Christus mit dem »Erbarme dich unser«[47] anruft, darf auf die Barmherzigkeit Gottes vertrauen. Im Samariter-Gleichnis ist von keiner Strafe für diejenigen die Rede, die vorbeigehen oder wegschauen. Doch wird denen, die barmherzig sind wie der Samariter, das Himmelreich versprochen. Die Werke der Barmherzigkeit werden aus dem Matthäus-Evangelium, Kapitel 25, 34–40, abgeleitet, wo Christus vom künftigen Weltgericht spricht:

»Da wird dann der König sagen zu denen zu seiner Rechten: Kommt her, ihr Gesegneten meines Vaters, ererbt das Reich, das euch bereitet ist von Anbeginn der Welt! Denn ich bin hungrig gewesen, und ihr habt mir zu essen gegeben. Ich bin durstig gewesen, und ihr habt mir zu trinken gegeben. Ich bin ein Fremder gewesen, und ihr habt mich aufgenommen. Ich bin nackt gewesen, und ihr habt mich gekleidet. Ich bin krank gewesen, und ihr habt mich besucht. Ich bin im Gefängnis gewesen, und ihr seid zu mir gekommen.

Dann werden ihm die Gerechten antworten und sagen: Herr, wann haben wir dich hungrig gesehen und haben dir zu essen gegeben? Oder durstig und haben dir zu trinken gegeben? Wann haben wir dich als Fremden gesehen und haben dich aufge-

nommen? Oder nackt und haben dich bekleidet? Wann haben wir dich krank oder im Gefängnis gesehen und sind zu dir gekommen?
Und der König wird antworten und zu ihnen sagen: Wahrlich ich sage euch:
Was ihr getan habt einem von diesen meinen geringsten Brüdern, das habt ihr mir getan.«

Die klassischen Werke der Barmherzigkeit sind demnach:[48]

1. Hungrige zu speisen;
2. Durstigen zu trinken geben;
3. Fremde zu beherbergen;
4. Nackte zu kleiden;
5. Kranke zu besuchen;
6. Gefangene zu besuchen.

Diese sechs Werke der Barmherzigkeit werden in der Kunst am häufigsten dargestellt. Als ältestes, schon vorchristliches Werk der Barmherzigkeit gilt das Begraben von Toten. Ab dem 13. Jh. wird es als weiteres Werk abgebildet. Das hängt mit der Pest zusammen. Es bedurfte bei den Pestepedemien eines besonderen Mutes, sich angesichts der Ansteckungsgefahr der Toten anzunehmen. Auch das Begraben von ans Ufer gespülten Schiffbrüchigen gehört dazu.

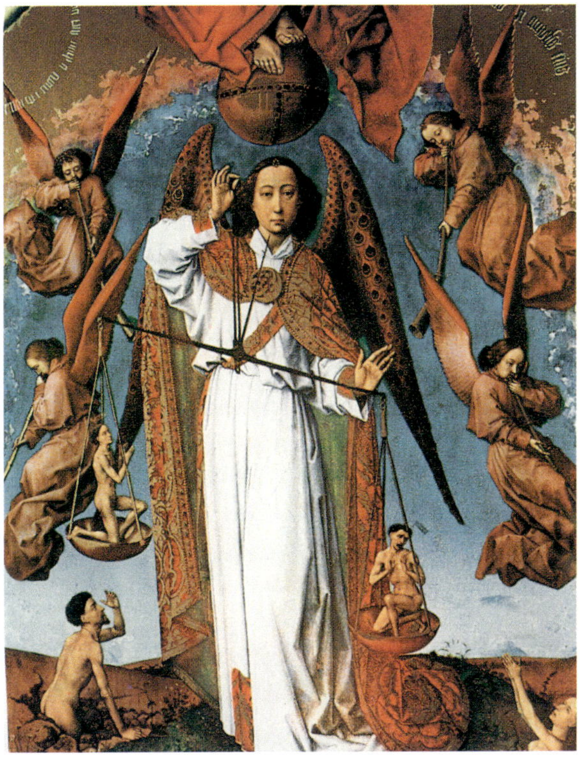

Bild 29
Im Weltgerichtsbild im Hospice de Dieu in Beaune (Burgund) lässt Rogier van der Weyden den Erzengel Michael die Seelen wiegen, gemäß Matthäus 25, 31-46, was sie für die geringsten Brüder und Schwestern des Herrn getan haben.

In der Erklärung des Weltgerichts hält Jesus es für wahrscheinlich, dass die »Guten« gar nicht wissen, dass sie Gutes getan haben. Denn was eigentlich »gut« ist, können wir als Helfer nicht selbst beurteilen. Wie gut etwas ist, erweist sich erst beim Betroffenen, beim Bedürftigen. Es erweist sich auch häufig als nicht gleich offenkundig sichtbar. Eine Werkgerechtigkeit darf aus Mt 25, 31–46 nicht abgeleitet werden.

Lass das meine mich tun ...

Nicht der Strom lass uns sein, der Meere ausfüllt,
nur ein Becher voll Wasser, der den Durst jemand stillt.
Nicht Festmahl lass sein uns, nur ein kleines Stück Brot,
zu lindern, wo nötig, des Hungernden Not.
Nicht der Sonne alles erhellender Schein,
nur Schimmer der Kerze ins Dunkel hinein.
Nicht steiles Gebirge, das himmelhoch ragt,
sondern Stufe, die langsam höher sich wagt.
Nicht Aufbruch ins Weltall, Reise zum Mond,
sondern Schritt hin zum Nachbarn, der neben mir wohnt.
Nicht Show, nicht großes Komödienstück,
sondern Lächeln ein wenig, das Kleingeld fürs Glück.
Nicht Prunkgebäude, nicht Villa, nicht Schloss,
sondern Hütte und Dach, ein Unterschlupf bloß.
Nicht große Worte, Versprechen und Schwur,
ein gutes Wort und ein Dankeschön nur.
Lass das mich erkennen, hören und sehn,
was möglich mir ist und lass mich verstehn,
was ich tun kann im Jetzt und im Heut,
was das Meinige ist in unserer Zeit!

Helmut Zöpfl

Wende dich auch nicht von einem einzigen [Armen] ab, dann wird sich das Angesicht des Herrn auch nicht von dir abwenden. Tobias 4,7

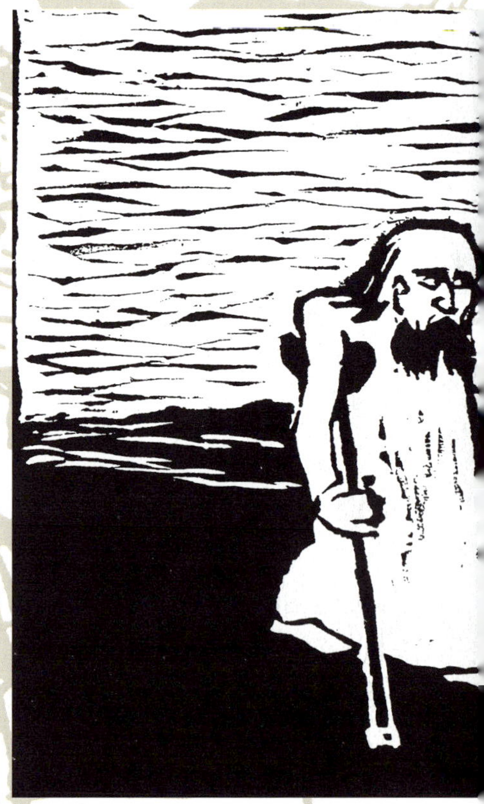

5. Anleitungen zum Tun

Durch die Verkündigung Jesu geht ein Aufruf zur Tat.[49] Das Samaritergleichnis gibt dazu eine Anleitung und legt jedem nahe, seinen Mitmenschen zu helfen.

Doch wie sollen wir als Menschen anderen Menschen helfen, so wie es der Samariter getan hat? Das Gleichnis fordert dazu nicht Fachleute, sondern jeden auf. »Gehe hin« meint: so wie wir sind, ohne zu zögern und zu fragen. Die folgenden Abschnitte geben dazu Anleitungen.

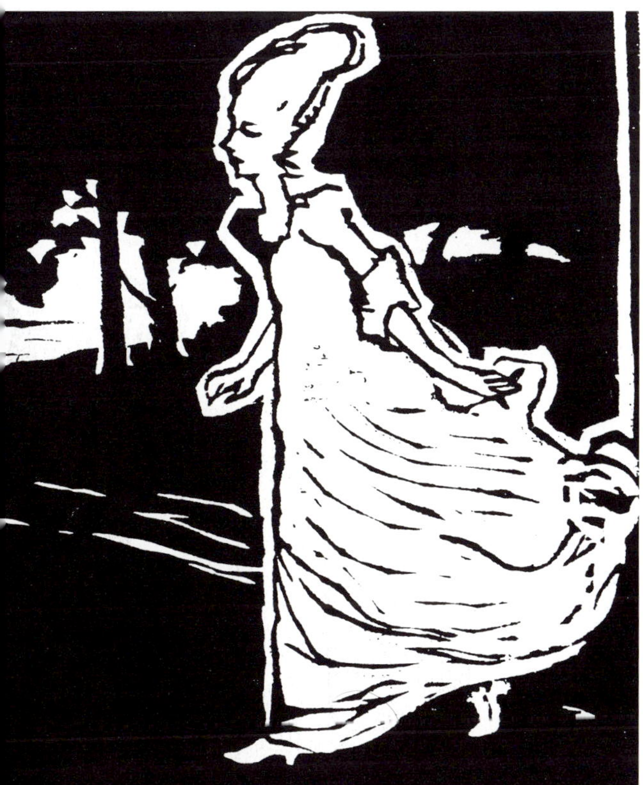

Bild 30
Emil Nolde, Die Prinzessin und der Bettler. Holzschnitt 1906. Kunsthalle Hamburg.

Den Mitmenschen achten

Nicht jeder hat den Mut und die Kraft so zu handeln wie der Samariter. Doch, richtig verstanden, fordert die Geschichte nicht nur zum Handeln, sondern zu einer neuen Lebenseinstellung auf. Wir sollen offen sein für diese Welt und unseren Nächsten, auch wenn dieser ein Fremder ist.

Es ist nicht leicht, für einen Menschen in elendem Zustand Achtung aufzubringen. Es fällt schwer, für einen völlig unbekannten, vielleicht sogar unsympathischen und abstoßenden Menschen keine Abscheu, sondern Mitleid zu empfinden.[50] Das Anliegen des Gleichnisses ist es, alle Hemmschwellen beim Helfer überwinden zu helfen, wenn er auf in Not geratene Menschen zugeht. Dabei darf man nicht nur an Verletzte am Wegesrand denken!

Wenn wir Kinder zur Achtung vor dem Leben, zur Beachtung und Achtung eines anderen erziehen, legen wir eine Grundlage für jedes Miteinander. Einen anderen zu grüßen, ihm am Tisch das Brot ohne seine Bitte zu reichen, sind keine inhaltsleeren Höflichkeiten. Es sind Zeichen und Signale für die Beachtung des anderen, Zeichen der Aufmerksamkeit – und das Gegenteil von Rücksichtslosigkeit. Achtung und Lob stärken den Nächsten. Man sagt im Volksmund: »Der ist bei solchem Lob richtig gewachsen.« Nichtbeachtung macht klein und un-

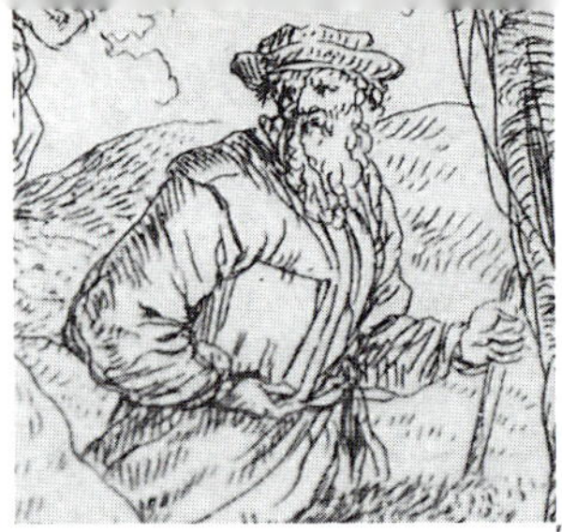

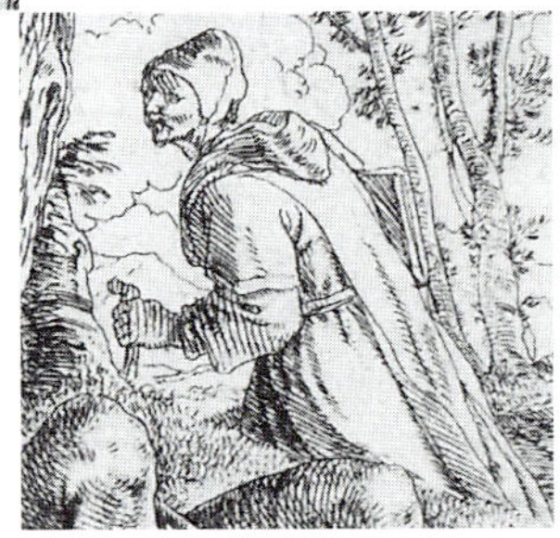

Bild 31
Jonas Umbach,
1624-1696 Augsburg.
Staatliche Graphische
Sammlung München.

sicher. Missachtung ist verletzend. Nichtbeachtung kann schlimmer sein als Feindschaft. Nichtbeachtung führt auch zu Aggressionen. Wie oft werden kriminelle Taten angestellt, nur um beachtet zu werden. Bettlern gibt die Beachtung manchmal mehr Lebensmut als ein Almosen.

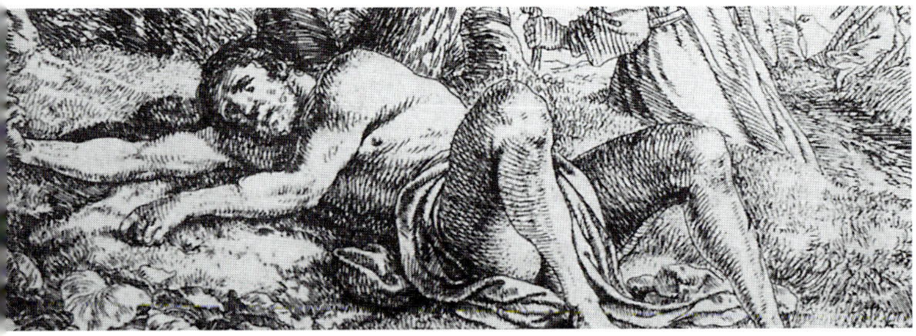

Hinsehen

Wer helfen will, muss zunächst einmal hinsehen, um zu erkennen, wo Not ist. Nicht alle Wunden bluten. Es gibt sehr viele andere Verletzungen, bei denen der Verletzte Hilfe und Trost braucht. Man kann es lernen, Not zu erkennen. Wie man im Wald bevorzugt die Bäume und Tiere wahrnimmt, die man kennt, und in einer Menschenmenge die Freunde, so wird man Not erkennen, wenn man sich mit den Nöten anderer beschäftigt hat.
Es ist so leicht wegzuschauen oder einen Bogen zu machen. Wer einmal mit einer Büchse an einer Straßensammlung mitgewirkt hat, hat erlebt, wie viele Menschen auf die andere Straßenseite eilen, um der Bitte um eine Spende zu entgehen.

Was wir nicht sehen, plagt auch unser Gewissen nicht. Wenn von der Gewissenlosigkeit unserer Zeit gesprochen wird, dann liegt sie auch darin begründet, dass trotz oder wegen der Bilderüberflutung das Wahrnehmungsvermögen für den Nächsten abnimmt.
Vieles wird von uns verdrängt. Wir würden ja auch unseres Lebens nicht froh, wenn wir alles Leid, alles Unheil, alle Gefahren stets vor Augen hätten. Zu erkennen, wer unsere Hilfe am dringendsten braucht, ist eine besondere Gabe. Saint-Exupéry lässt den »Kleinen Prinzen« sagen: »Man sieht nur mit dem Herzen gut.«

Die Begegnung zweier Augenpaare stellt eine Verbindung her, die durch keine Technik zu ersetzen ist. Menschen, die keines Blickes gewürdigt werden, können daran krank werden. Jeder freundliche Blick trägt zur Gesundung bei. Für jede Hilfe gilt der Grundsatz: erst Augenkontakt suchen, dann die Ansprache, erst dann die Hand.

Ansprechen und Zuhören

Menschen sollen freundlich mit ruhiger Stimme angesprochen werden, auch wenn sie bewusstlos sind oder nicht reagieren. Es ist gut, wenn der Helfer sagt, wer er ist und woher er kommt und erklärt, was er jetzt mit dem tut, der Hilfe braucht. In der Ersten Hilfe ist die Ansprache des Verletzten ein wichtiger Teil der Hilfe. Eine gütige Stimme kann Lebensmut geben. Fragen zeigen dem Bedürftigen Interesse an seiner Person. Wenn man einem Bedürftigen zuhört, fühlt er sich ernst genommen in seiner Not.
Ohne Ansprache kann der Mensch nicht leben. Wir kennen das aufregende Experiment, das Kaiser Friedrich II. von Hohenstaufen anstellen ließ. Der Kaiser, der Lateinisch, Italienisch, Arabisch und Deutsch gleichermaßen sprach, wollte wissen, welches die Ursprache von Kindern ist. Er ließ Kinder von Ammen aufziehen und verbot diesen, die Kinder anzuschauen und mit ihnen zu sprechen. Doch alle Kinder starben, bevor sie zu sprechen begannen. Sie starben an der Verweigerung der Urform menschlicher Liebeszuwendung.[51]
Das Ansprechen kann mit Informationen beginnen. Ein Verunglückter will immer gern wissen, wo er ist und bei wem. Fragen nach dem Herkommen führen von der gegenwärtigen Not weg. An die Informationen, die der Patient gibt, kann später angeknüpft werden. Je aufmerksamer die Äußerungen eines Patienten beachtet werden, desto mehr Vertrauen wird der Patient gewinnen. Der Zuhörer muss sich ganz auf den Patienten einstellen.
Auf jemanden einzureden bewirkt wenig. Vor einer Wortflut werden oft die »Schotten dicht gemacht.« Kranke denken langsamer. Für ihre Antworten muss man ihnen längere Pausen anbieten.
Not ist oft mit Schuldgefühlen verbunden. Erzählen lassen kann die Schuldgefühle nehmen. Sprechen hat für jeden in Not geratenen Menschen etwas Stimulierendes. Sich »etwas von der Seele reden« hat etwas Befreiendes, Erlösendes. Aber auch dann, wenn es kein Geständnis ist, ist es eine Preisgabe, die vertraulicher Behandlung bedarf. Ansprechen sollte nicht auf sichtbar in großer Not befindliche Menschen beschränkt bleiben.
Die Feststellung »Mich hat bisher keiner angesprochen« drückt das Gefühl aus, nicht beachtet worden zu sein. Wir brauchen für unsere psychische und physische Existenz ein Gegenüber.[52]

Berühren

Vor jeder Berührung sollte ein Blickkontakt gesucht werden und der Betroffene in ruhigem Ton angesprochen werden. Berührungen können auch erschrecken. Sie beginnen am besten an der Hand oder am Arm, leicht, in zuverlässigem Druck anhaltend und dürfen nicht plötzlich abgebrochen werden. Achtlose, quasi versehentliche Berührungen können z. B. bei bewusstlosen Menschen Beunruhigung hervorrufen. Wenn die Hand unter die des Kranken geschoben wird, kann er sie ergreifen.

Die aufliegende Hand könnte auch als niederdrückend empfunden werden. Der Wärmestrom der Hand vermittelt selbst Bewusstlosen Geborgenheit. Die Empfindungen, die bei Berührung entstehen, sind vom Intellekt überhaupt nicht zu erfassen. Hautkontakt und Berührung sind die wichtigsten Kommunikationswege mit Bewusstlosen oder schwer geistig Behinderten. Körperkontakt ist ein fundamentales Verlangen von Menschen in Not. Er vermittelt mehr Geborgenheit als andere Wahrnehmungen. Streicheln schafft das Gefühl, umsorgt zu sein wie ein Kind. Für jeden Verletzten und jeden Kranken ist Wärme wichtig. Sorgsames Zudecken wird als liebevoll empfunden. Kindheitserinnerungen werden unbewusst wach. Hautkontakte verraten viel vom anderen. Feines Zittern lässt Angstgefühle erkennen, auch unbewusste. Die Hautfeuchtigkeit ist ein sensibler Indikator.[53] Unter dem Scheinbild der Gelassenheit verraten feuchte kalte Hände die Angst und Not eines Menschen. Krankensalbungen haben Erstaunliches bewirkt. Ob das an der rituellen Handlung, an der Art des Öles oder der zuwendenden Berührung liegt, wissen wir genauso wenig, wie wir Segen messen können.

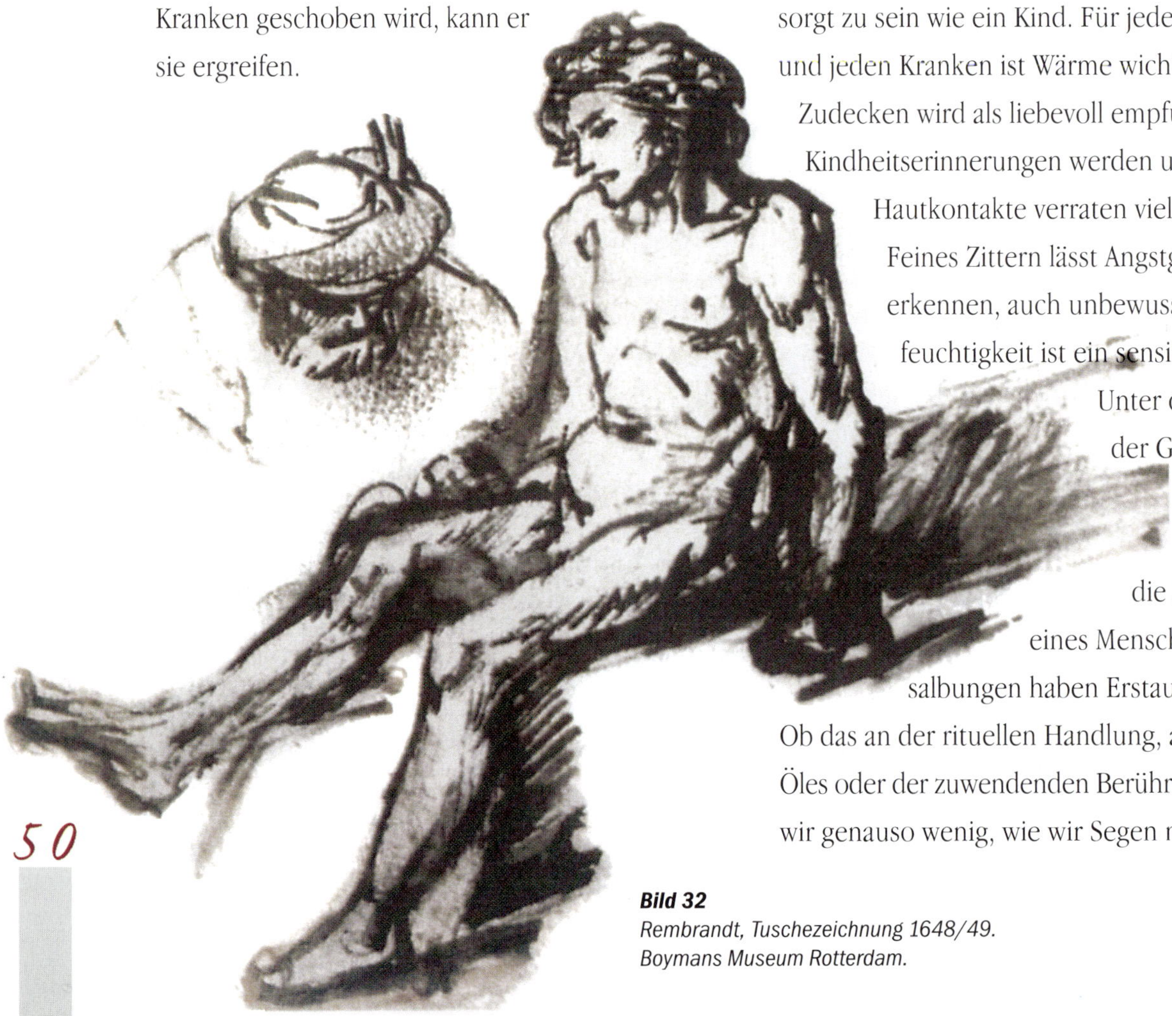

Bild 32
Rembrandt, Tuschezeichnung 1648/49. Boymans Museum Rotterdam.

Trösten

Es ist nicht einfach, einem leidenden Menschen Trost zu spenden. Es gilt alles, was in den vorangegangenen Abschnitten gesagt wurde. Aber einen Menschen, der einem bleibenden Leiden entgegensieht oder den Tod erwartet, wirklich zu trösten, ist eine große Aufgabe. Bibeltexte können besser als eigene Gedanken hilfreich sein, Gesangbuchverse entsprechen der Situation oft noch mehr, weil sie die Hoffnungen anderer Menschen ausdrücken, die selbst in Not waren. Gebete, zusammen mit dem Leidenden gesprochen, können ihm inneren Frieden geben. Beten beginnt mit Danken, Danken für die kleinen Dinge und mehr. Das macht offen zum Bitten.

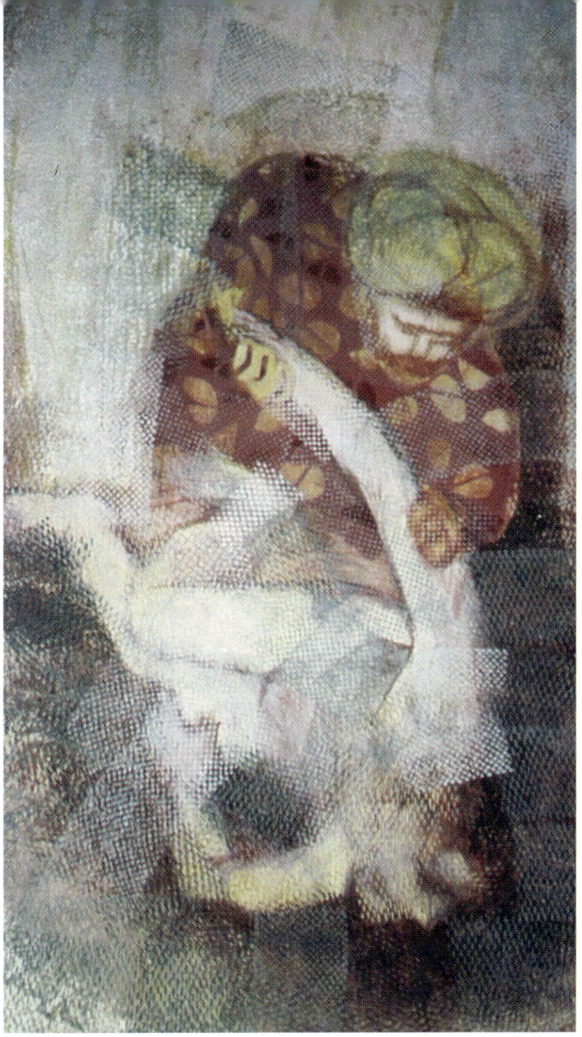

Bild 33
Wandfresko in der Kapelle der Barmherzigkeit der Pfarrkirche St. Vinzenz in Graz von Kurt Welther 1990. Der Samariter hält einen stürzenden Menschen.

Menschen leiden oft an Angst. Angst erstickt Hoffnung. Einem Menschen seine Ängste zu nehmen, ist Anliegen jeder Tröstung. Die Besinnung auf das, wofür wir zu danken haben, lässt die Angst verblassen. Ein Kranker hat das einmal selbst erkannt und in die Lebensregel gefasst: »Wenn das Herz das Danken gelernt hat, dann lässt die Angst uns los.« Denn Dankbarkeit ist ein Ausdruck dafür, nicht alles selbst geschaffen und entsprechend auch nicht selbst verschuldet zu haben.
Korrekte Informationen tragen zum Abbau von Ängsten bei. Gute Ratschläge müssen mit großer Einfühlsamkeit überlegt werden. Der Patient kann sie meist nicht nachvollziehen, weil seine Probleme andere sind. Manchmal erzeugen Ratschläge sogar eine Abwehrhaltung: »Du hast gut reden!« Redensarten wie: »Das ist nicht so schlimm« nehmen den Kranken nicht ernst. Aber es kommt gerade darauf an, den Kranken und seine ureigenen Probleme ernst zu nehmen. Viele Menschen leiden gerade darunter, dass ihre Probleme nicht anerkannt werden. Trösten braucht viel Geduld.[54]

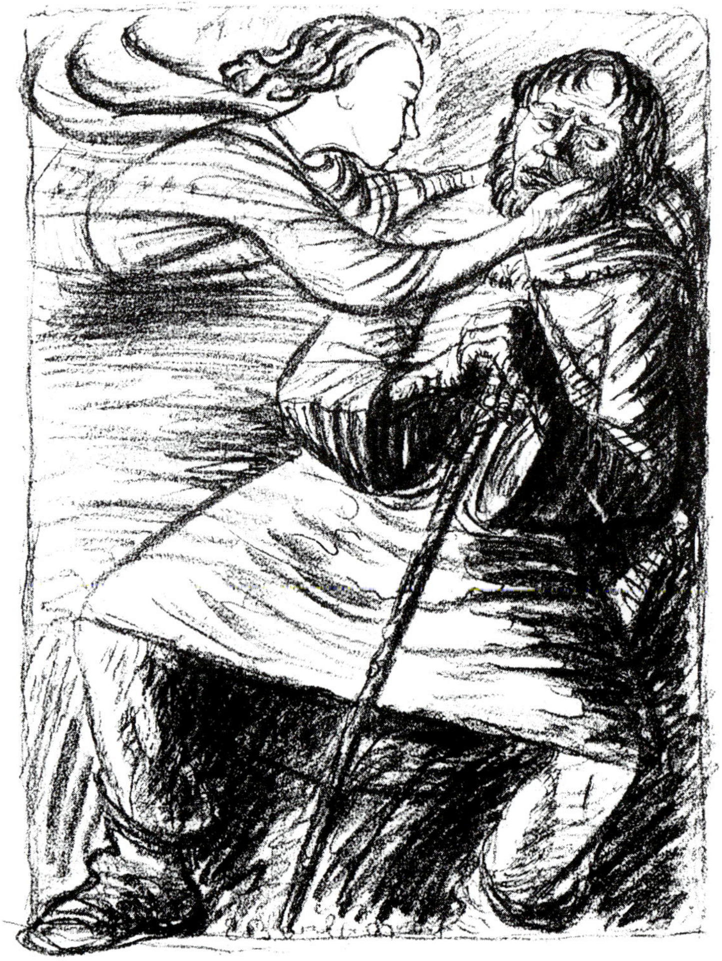

Bild 34
Ernst Barlach, Tröstung, 1916.
Museum der Bildenden Künste Leipzig.

Folgende Geschichte hat schon vielen Menschen Trost gespendet:[55]

Eines Nachts hatte ich diesen Traum:
Ich ging mit Gott, meinem Herrn, am Strand entlang.
Vor meinen Augen zogen Bilder aus meinem Leben vorüber, und auf jedem Bild entdeckte ich Fußspuren im Sand.
Manchmal sah ich die Abdrücke von zwei Fußpaaren im Sand, dann wieder nur von einem Paar.
Das verwirrte mich, denn ich stellte fest, dass immer dann, wenn ich unter Angst, Sorge oder dem Gefühl des Versagens litt, nur die Abdrücke von einem Fußpaar zu sehen waren.
Deshalb wandte ich mich an den Herrn:
»Du hast mir versprochen, Herr,
du würdest immer mit mir gehen, wenn ich dir nur folgen würde.
Ich habe aber festgestellt, dass gerade in den Zeiten meiner schwierigsten Lebenslagen nur ein Fußpaar im Sand zu sehen war.
Wenn ich dich nun am dringendsten brauchte, warum warst du dann nicht für mich da?«
Da antwortete der Herr: »Immer dann, wenn du nur ein Fußpaar im Sand gesehen hast, mein Kind, habe ich dich getragen.«

Margaret Fishback-Powers

Herberge gewähren

Herbergen sind Zufluchtsstätten wie Oasen. Auch wenn man ihr Obdach nicht in Anspruch nimmt, sind sie durch ihre Existenz ein Trost. Die Herberge und der Wirt im Gleichnis sind ein Urbild der Diakonie und der Hospitalität.
Der Samariter brachte den Verletzten zur Herberge. Der Wirt nahm ihn auf. Vom Verletzten aus gesehen war das ein wichtiger Teil seiner Rettung. Denn ein solches Aufnehmen bleibt jedem, der in Not war, lebenslang in Erinnerung. Jeder kann dabei spüren, ob und wie er willkommen geheißen wird. Auch der, der auf einer Krankentrage liegt, hört, was gesprochen wird. Das kann ihm Mut machen oder ihn deprimieren. Gastfreundschaft eines Hauses zu erfahren ist immer wohltuend.
Das Gefühl der Geborgenheit und Sicherheit nimmt die Angst vor Bedrohung.

Das Herbergsgewerbe ist eines der ältesten der Welt. Die Zeche muss stets bezahlt werden, von wem, das ist dem Wirt gleichgültig. Für Mittellose finden sich Sponsoren; oft bleiben diese anonym. Die gewerbliche Unterbringung schließt eine liebevolle Behandlung nicht aus. Ungeliebte Gäste aufzunehmen verlangt allerdings Überwindung. Fremde aufzunehmen bedeutet ein Risiko.
Es zu wagen ist ein christliches Anliegen.[56]

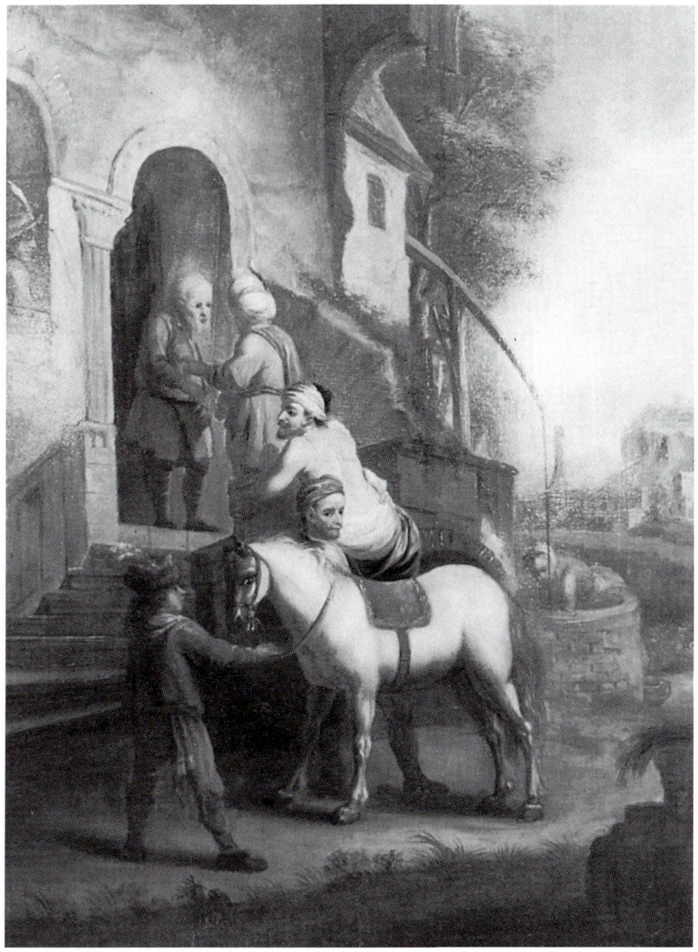

Bild 35
Der Samariter verhandelt mit dem Herbergswirt über die Aufnahme des Verletzten.
Balthasar Beschey (1708-1776).
Gemälde nach einem Stich von Rembrandt.
Sotheby's Auktion Mai 1996.

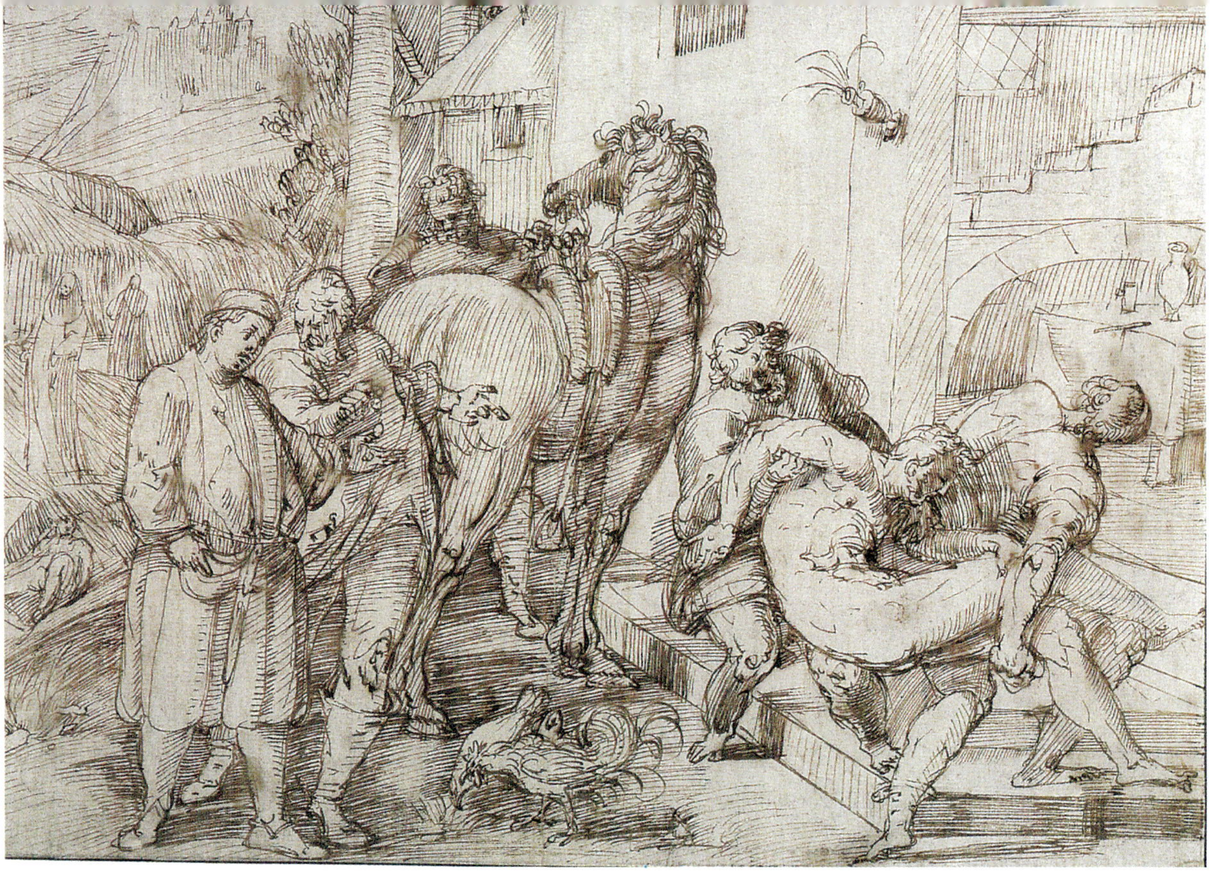

Bild 36
Meister der Egmont-Alben (tätig in den Niederlanden 1580-1600), Der gute Samariter bezahlt den Herbergsvater. Privatsammlung Ian Woodner, USA. Ausstellungskatalog der Albertina, Wien, und dem Haus der Kunst, München 1986.

In der Mitte verhandelt der Samariter mit dem Wirt. Am linken Bildrand sieht man noch schemenhaft den Niedergeschlagenen und die beiden Vorbeigehenden. Am rechten Bildrand steht ein gedeckter Tisch. Die Treppe führt wohl zum Ruhelager hinauf.

Der griechische Kirchenvater Origenes (185–253) und in unserem Jahrhundert der 33-Tage-Papst Johannes Paul I. (1978) sahen die Herberge im Gleichnis vom Barmherzigen Samariter als die Gemeinde Jesu Christi, die den gescheiterten Menschen aufnimmt.[57]
Die »Herberge« hat heute viele Namen: Diakoniestation, Sozialstation, Teestube, Bahnhofsmission, Drogenberatungsstelle, Krankenhaus. Erste Hilfe wird von uns immer erwartet, nicht nur auf der Straße, sondern auch im Betrieb und zu Hause. Wer für den Nächsten in Not bereit sein will, muss sich informieren, wo weitere Hilfe gewährt werden kann. Er muss den Weg zur kompetenten »Herberge« weisen können. Doch es kann und sollte nicht alles delegiert werden. Die Familie, ein Freundeskreis, eine Gemeinde und die Kirche können heute in Not geratenen Menschen Geborgenheit geben. Auch das ist Samariterdienst.

Die Aufnahme eines Verletzten in einer »Herberge« geschieht heute anders als früher. Es geht nicht mehr allein um den Schutz vor weiterem Unheil, um die Geborgenheit unter einem Dach, die Herrichtung einer Lagerstatt und einen erfrischenden Trunk. Der medizinische Fortschritt hat menschliche Handlungsmöglichkeiten erschlossen, wo früher ein verletzter oder von Krankheit befallener Mensch seinem Schicksal überlassen werden musste. Heute müssen auf allen Stufen einer Patientenbehandlung oft schnelle Entscheidungen getroffen werden, die mit Risiko verbunden sind.

Die Wahl der Arzneien spielt seit vielen Jahrhunderten eine wichtige Rolle. Von der Verfügbarkeit der Medikamente hängt auch heute oft die Überlebenschance ab. Heilkräuter aus dem Klostergarten boten für Jahrhunderte die wichtigste Hilfe für Kranke.

Die leibliche Untersuchung nahm ihren Aufschwung mit dem zunehmenden Interesse am Menschen in der Renaissance. Auch heute ist die Durchleuchtung und die Überprüfung aller medizinischen Werte vom Interesse am einzelnen Menschen geprägt. Welche Mühe ist da mitunter erforderlich! Wie oft scheint alles vergeblich, und doch siegt die liebevolle Zuwendung in Zusammenwirken mit dem Lebenswillen des Patienten!

Menschen Herberge in unserer Gesellschaft zu geben, statt sie durch Nichtbeachtung ins obdachlose Aus zu stoßen, ist auch eine Botschaft des Samaritergleichnisses.

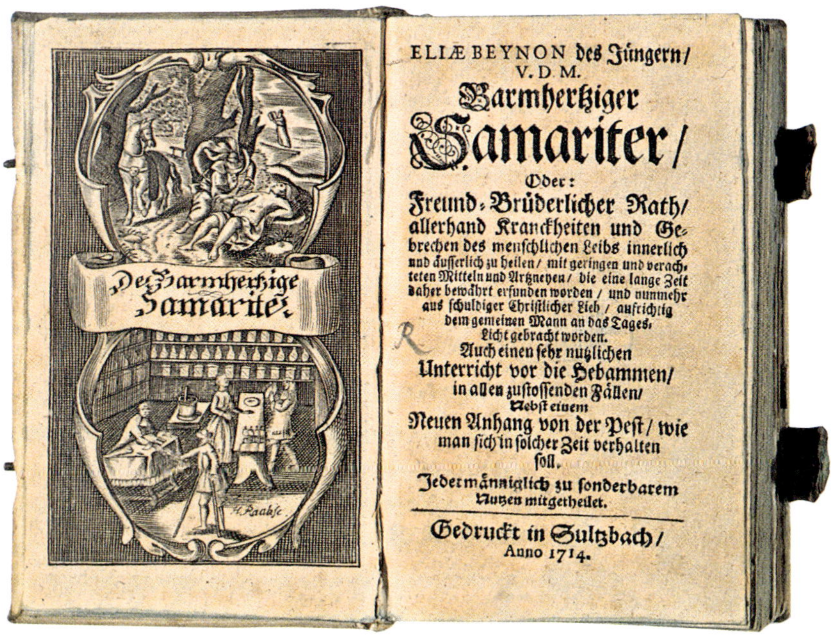

Bild 37
Im 17. Jahrhundert fand das Rezeptbuch für Hausmittel des Apothekers Elias Beynon mit dem Titel »Barmhertziger Samariter« durch mehrere Auflagen große Verbreitung. Der Samariter wurde dergestalt zum Symbol für alle Heilgehilfen, die Arzneien verabreichen. In Teilen der Armee hießen früher Sanitäter offiziell »Samariter«.
Bayerische Staatsbibliothek. Sign. M. med. 120.

Leider hört man manchmal von Eltern zu Kindern sagen: »Die Leute gehen dich nichts an, dafür sind andere zuständig.« Das ist das Gegenteil von dem, was das Samaritergleichnis sagt. Die Erziehung zur Hilfsbereitschaft ist weniger durch Ermahnungen als durch Vorbild wirksam. Wo aktives Helfen nicht in der Kindheit gefordert und geübt wurde, ist es später schwierig, die Bereitschaft zum Helfen zu wecken.

Jedes Einlassen auf einen anderen Menschen birgt ein Risiko in sich. Es bedarf dazu die Überwindung eigener Ängste, um sich der Bedürfnisse eines kranken Menschen selbstverständlich anzunehmen. Annahme von Hilfe lässt sich nicht erzwingen. Wenn der Hilfsbedürftige merkt, dass sein Helfer seine Lage nicht begreift, regen sich bei ihm Widerstände, gelegentlich wird der Widerstand sogar körperlich und erschwert die Hilfe ungemein. Manche Patienten können den Helfer zur Verzweiflung und zum resignierten Aufgeben der Zuwendung bringen. Der undankbare, schwierige Nächste bewirkt dann oft eine Verhärtung der Beziehung, Gelassenheit beim Helfer ist angezeigt, doch muss berücksichtigt werden, dass der Widerstand von Patienten oft seine Vorgeschichte hat und eine Antwort auf eine mangelnde Einfühlsamkeit des Helfers ist. Dem Helfer wird in solchen Situationen bewusst, dass er ebenso wie der, dem er helfen soll, das Erbarmen Gottes braucht.

Die Einstellung, einen Kranken nach eigenen Vorstellungen behandeln zu müssen, ihn womöglich zu kommandieren, führt oft zum Scheitern des guten Willens. Dazu ist das Samaritergleichnis hilfreich, denn es lehrt, die Situation vom Betreuten aus zu betrachten und nicht aus einer selbstherrlichen Einstellung des Helfers, der zu wissen meint, was das Notwendigste ist. Der Patient, der Leidende lebt in einer anderen Gedankenwelt als der Helfer. Verstehend auf ihn einzugehen, gehört unbedingt zum Helfen lernen.

Die Freude an Anerkennung und die Bestätigung gebraucht zu werden, birgt vor allem für Dauerhelfer die Gefahr einer Vereinnahmung in sich. Da die Hilfe gern gewährt wird, wird ihre überzogene Inanspruchnahme zunächst nicht erkannt. Doch macht sie den Betreuten abhängiger als für ihn gut ist und gefährdet den Helfer. Es kann dann beim Helfer zum »Ausbrennen« der körperlichen und seelischen Kräfte kommen. Vor einem solchen als »Helfersyndrom« bekannten Teufelskreis sollte sich jeder Helfer hüten. Zu spät auf Distanz zu gehen, führt zu Störungen in der Helferbeziehung oder gar zu gesundheitlichen Schäden.

Schön ist es, in Gemeinschaft mit anderen zu helfen. Die Gemeinschaft gibt Kraft, auch mit schwierigen Situationen fertig zu werden. Ein eingespieltes Team ist »Gold wert«.

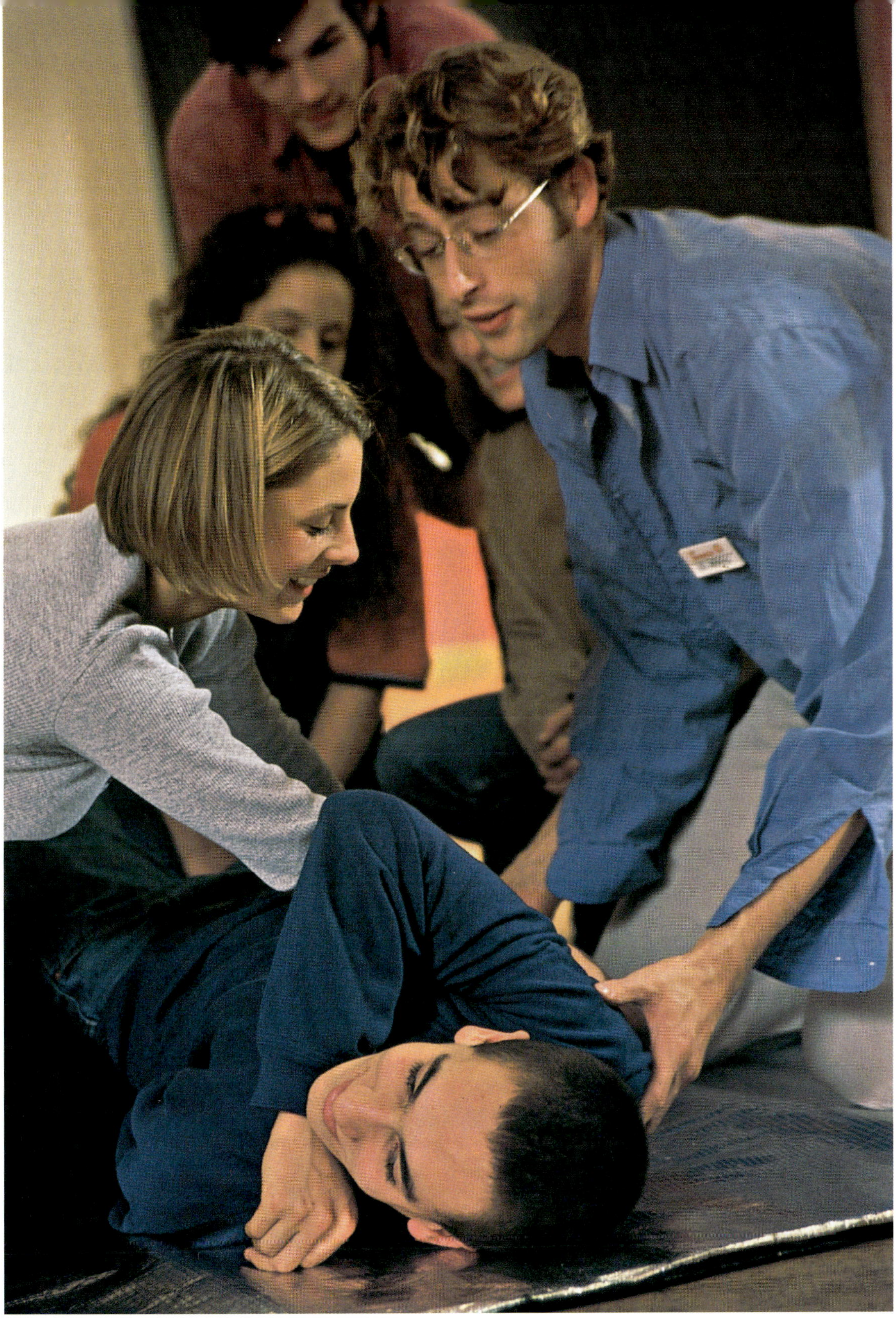

Bild 42

Die Übung technischer Handgriffe kann nicht früh genug erfolgen. Jugendgruppe bei der Ausbildung.

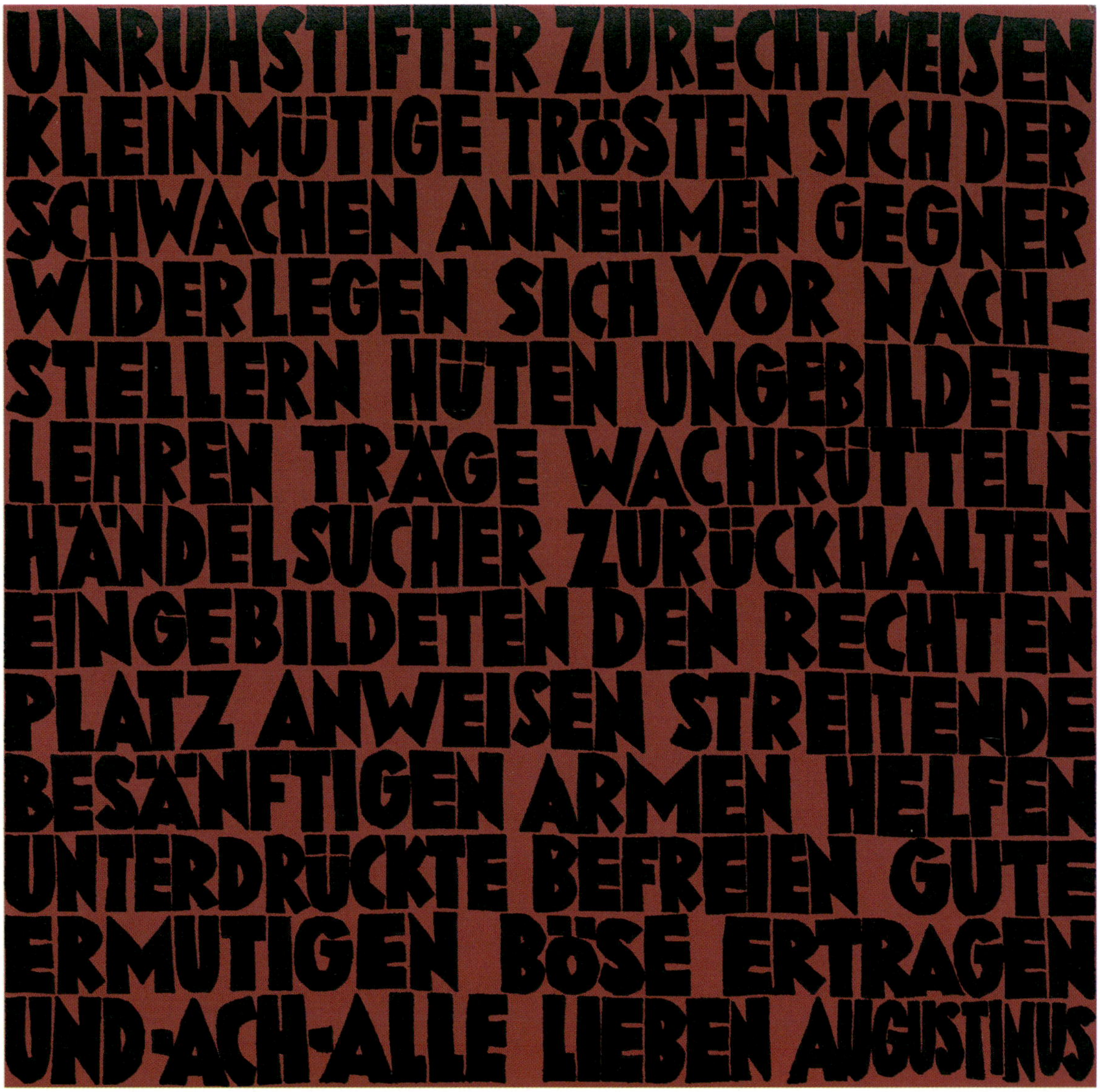

Auch das ist Samariterdienst.

6. Organisierte Nächstenliebe

Die Ansicht, Hilfe für Not leidende Menschen müsse vor allem von Organisationen erbracht werden, ist weit verbreitet. Es gibt sogar lautstarke Gegenpositionen gegen individuelle Hilfen. Marxisten behaupten getreu ihrer Ideologie, dass Mitleid entbehrlich werde, wenn ein System regiere, das das Elend ausmerze. Durch Bertold Brechts »Maßnahme«[42] wird die Brisanz der Auseinandersetzung deutlich. Bei Brecht wird nämlich einem Genossen geraten: »Verfalle nicht dem Mitleid!« Als dieser den Rat nicht befolgt und somit von der Parteilinie abweicht, wird er als Verräter auf dramatische Weise umgebracht – nur weil er Mitleid hatte.

Solche Extrempositionen sind zwar selten, aber sie bleiben nicht ohne Spuren. Heute ist oft zu hören, dass kuratives Helfen, d. h. den Menschen spontan zu helfen, nur Unzulänglichkeiten und schlechte Verhältnisse überdecke. Auch ist die Meinung verbreitet, dass allein durch Geld und eine gute Organisation Leid, Not und Ungerechtigkeit aus der Welt geschaffen werden könnten. Viele gut gemeinte Vorschläge übersehen, dass es immer Menschen sind, die Menschen helfen, und dass die Liebe zum Nächsten das tragende Element aller Bemühungen ist, Leid, Not und Ungerechtigkeit zu mildern. Nie darf die Organisation selbst im Mittelpunkt stehen, sondern es müssen stets der Bedürftige und das Geschehen vor Ort sein. Immer wieder muss die Frage gestellt werden: Wie können wir dem Hilfsbedürftigen Nächste sein?

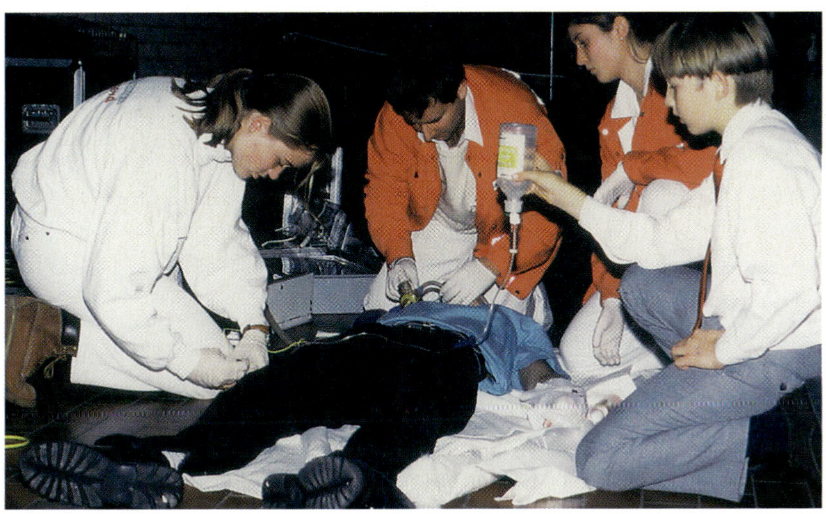

Bild 43
Das Zusammenspiel aller ist in jeder Organisation wichtig.

Nächstenliebe innerhalb von Organisationen

Ohne organisierte Arbeitsteilung sind die heutigen Aufgaben des Gesundheitswesens nicht mehr zu bewältigen. Der organisierte Sozialapparat darf aber nicht als Ersatz für echtes Helfen betrachtet werden. Die Verrechtlichung der Hilfssysteme verleitet die Funktionäre dieses Apparates leicht, zu Ausführungsorganen von Bestimmungen zu werden und rückt sie damit in die Nähe des Priesters im Samaritergleichnis. Eine starre Befolgung von Vorschriften soll durch das Beispiel des Samariters ad absurdum geführt werden. Innerhalb von Organisationen hat gerade dann, wenn im Stress des Einsatzes mit »harten Bandagen« gearbeitet werden muss, das Samaritergleichnis Bedeutung. Denn es hält dazu an, nicht sich selbst, sondern den anderen als Ersten zu betrachten, damit der Helfer der Nächste sein kann.

Schon in den ersten Krankenhäusern der Geschichte war eine Organisation notwendig. Im modernen Rettungsdienst ist eine präzise eingespielte Organisation unverzichtbar. In unserer arbeitsteiligen Welt entsteht eine Kette von Hilfsleistungen, die gut koordiniert werden müssen. Je reibungsloser der Ablauf ist, desto mehr Freiraum bleibt für persönliche Zuwendung zum Nächsten.

In jeder Organisation gelten Hierarchien und Regeln, die individuellen Wünschen entgegenlaufen. Auch Organisationen der Nächstenliebe sind durchsetzt von Egoismen Einzelner. Wenn eine Organisation über ihre Mitarbeiter anderen Menschen zum Nächsten werden will, muss sie in sich selbst das Gebot der Nächstenliebe erfüllen und die Beziehung von Mensch zu Mensch auch unter den Mitarbeitern pflegen. Das ist leichter gesagt als getan. Es verstößt z. B. ganz gegen die Achtung der Mitarbeiter und ist dazu noch nachteilig, wenn der Chef keine Gespräche mit ihnen führt oder sie nicht zu Wort kommen lässt.

Jeder, der etwas anzuordnen hat, sollte sich bei allen Maßnahmen und Anordnungen den Grundsatz zu eigen machen: **Immer an die Betroffenen denken,**[63] sich in ihre Situation versetzen, ihnen die Notwendigkeit der Anordnung erklären, sie als Partner achten und nicht achtlos über sie verfügen. Die Zuwendung zum Nächsten braucht Vorbilder, nicht nur vom Barmherzigen Samariter an der Straße nach Jericho, sondern im alltäglichen Dienst,[64] Kollegen sind als Vorbild dabei ebenso wichtig wie der Chef.

Die Rettungskette und ihre Aufgaben

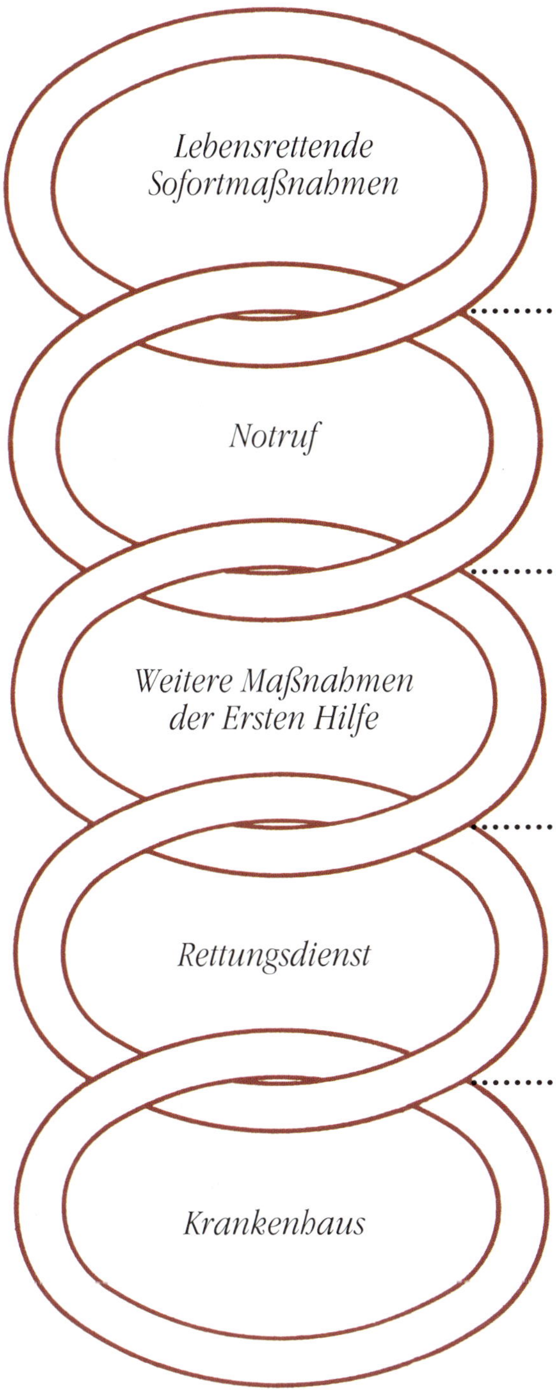

- Situation abschätzen
- Eigengefährdung verhindern
- Folgeunfällen vorbeugen
- Gefahrenquellen beseitigen
- umsichtig retten
- starke Blutungen stillen
- Atemspende geben
- Bewusstlose in Seitenlage bringen
- Schock bekämpfen

- Überblick gewinnen
- Notruf veranlassen

– wo geschah es
– was geschah
– wieviele sind betroffen
– welche Art Verletzungen
– warten auf Rückfragen

- sachgerecht lagern
- Wunden versorgen
- Betroffene betreuen
- Schock vorbeugen
- behelfsmäßig ruhigstellen
- Giftwirkungen einschränken

- Hilfe fortsetzen
- Maßnahmen ergänzen
- Transportfähigkeit herstellen
- notfallgerecht transportieren
- in ärztliche Behandlung bringen

- Notfall versorgen
- ärztlich behandeln
- pflegerisch betreuen
- Rehabilitation durchführen

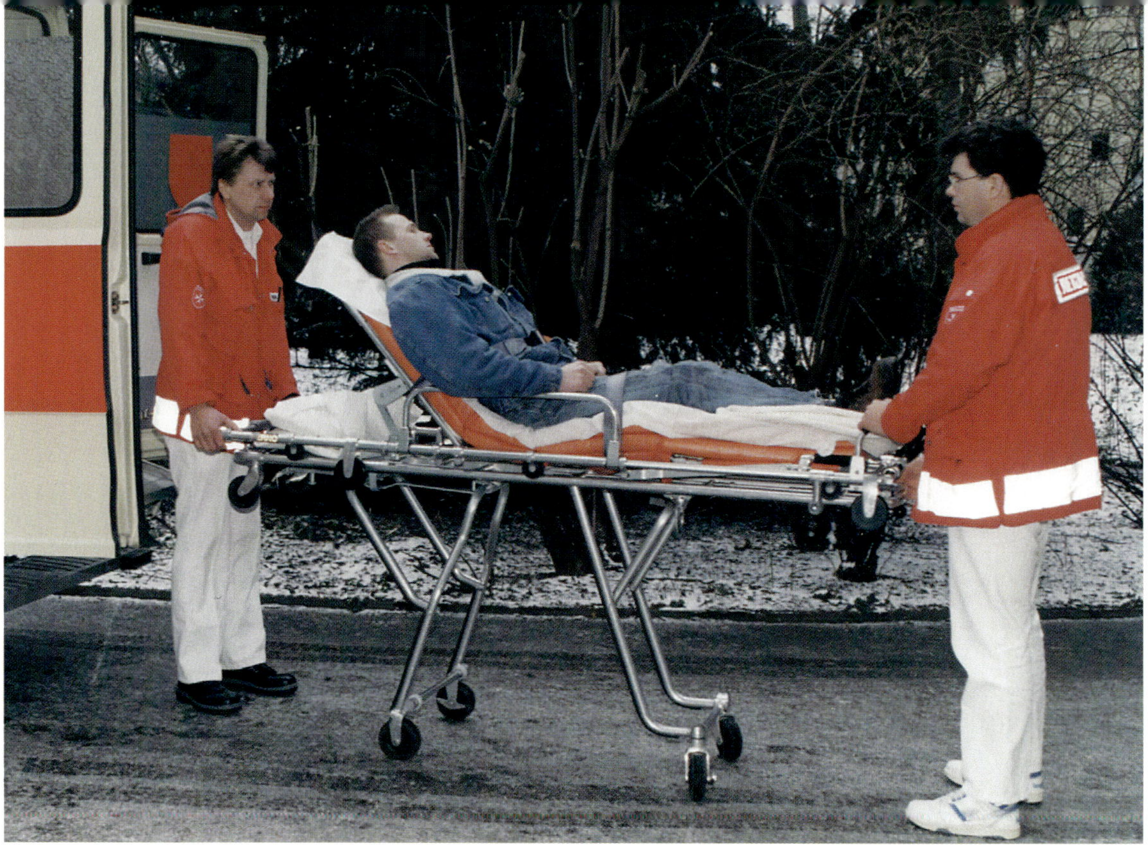

Bild 44

Der Rettungsdienst stellt hohe Anforderungen an einen reibungslosen Ablauf.

Bild 45

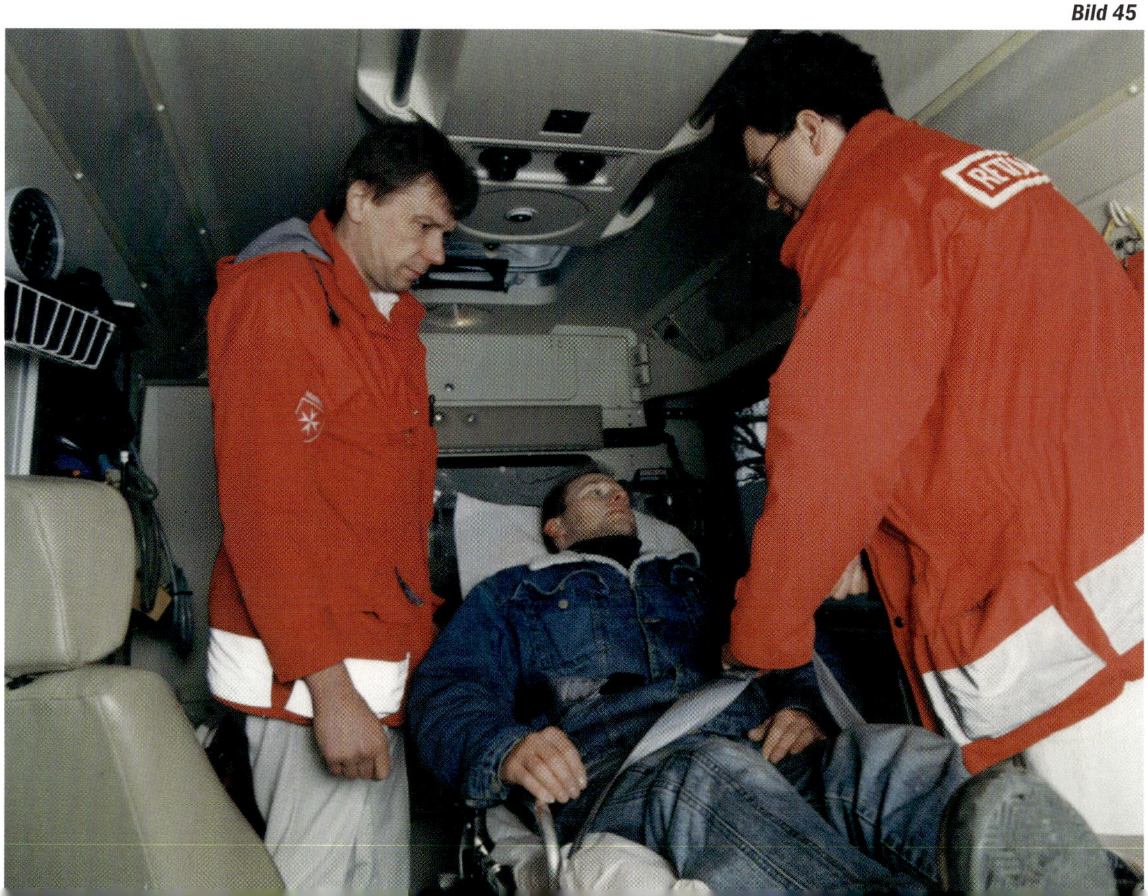

Samariterdienste gegen Bezahlung

Im Samaritergleichnis vertritt der Herbergswirt die eingespielte Organisation. Der Samariter bedient sich ihrer und zahlt. Das Hingehen zum Verletzten, das Beschützen und Behüten und auch die Finanzierung der Nachsorge haben gleichen Wert. Ob eine bezahlte Dienstleistung gut ist, hängt neben der Fachkompetenz der Helferin und des Helfers von der Liebe und Zuwendung ab, die er und sie für den Patienten aufbringen.

Die Caritas und der Malteser-Hilfsdienst, das Diakonische Werk und die Johanniter-Unfall-Hilfe, das Rote Kreuz und die Arbeiterwohlfahrt mit dem Arbeiter-Samariter-Bund leisten Samariterdienste auch gegen Bezahlung. Es zahlen die Öffentliche Hand, die Krankenkassen, manchmal auch die Hilfsbedürftigen selbst. Die Zuwendungen, die nicht nach Leistungskatalog abgerechnet werden können, werden aus Spenden finanziert. Die hauptamtlichen Helfer und Helferinnen sind für ihre Dienste angestellt. Die Zivildienstleistenden erhalten ihren Sold. Wegen der Bezahlung ist ihr Samariterdienst von keinem geringerem Wert als der Dienst der Ehrenamtlichen.

Wie vom Arzt und von der Krankenschwester wird auch vom Unfallhelfer hohe Kompetenz erwartet. Diese ist nur durch Ausbildung und Weiterbildung zu erhalten. Die hauptamtlichen Helfer und Helferinnen stehen in einem Vertragsverhältnis, das auch Beaufsichtigung und Kontrolle beinhaltet. Wer den bezahlten Beruf eines Krankenpflegers, einer Krankenschwester oder eines Rettungssanitäters ergreift, sieht diesen Beruf gewiss nicht als »Job«. Dienst am Menschen geht nicht ohne Einsatz der ganzen Person. Durch die Wahl der Aufgabe unterscheidet sich in seiner geistigen Haltung der Berufs-Samariter nicht vom ehrenamtlichen Helfer.

Der ehrenamtliche Helfer bringt seine Zeit für die Betreuung von Menschen ein. Mit seinem freiwilligen Einsatz sucht er Entfaltungsmöglichkeiten. Durch seine Erfahrungen aus seinem eigenen Beruf und Umfeld kann er Anregungen geben. Er trägt auch die Erfahrungen seiner ehrenamtlichen Arbeit in seine Berufswelt und ist damit ein wichtiges Bindeglied zwischen der Hilfsorganisation und der Bevölkerung.

Vergütungen für Leistungen mindern die Zuwendung an Hilfsbedürftige nicht. Der Empfänger der Hilfe weiß nichts über die Bezahlung des Helfers oder der Helferin und wird im Normalfall auch nicht danach fragen, wer ehrenamtlich oder gegen Lohn tätig ist.

Geld bestimmt nicht allein den Umfang der Leistungen. Nur alle technischen Einrichtungen, Hilfsstoffe und gefahrene Kilometer können genau abgerechnet werden. Durch Budgetierung von Leis-

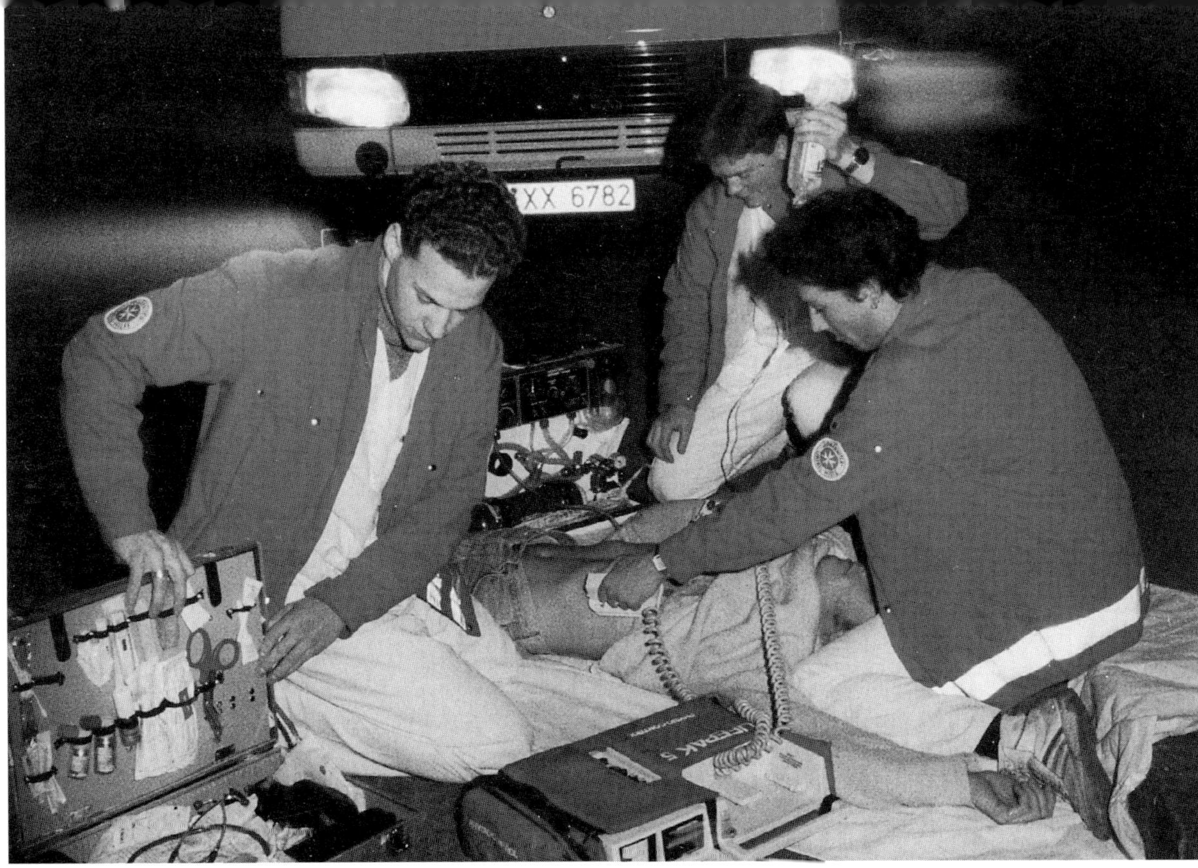

Bild 46
Notfalleinsatz

tungen entsteht noch keine Hilfe. Leider ist die Ansicht verbreitet und sogar Gerichte lassen sich von dieser Ansicht leiten, dass heute nichts ohne Bezahlung geleistet wird. Das ist ein Hohn für Millionen von ehrenamtlich Tätigen, aber auch für die, die zwar bezahlt werden, doch sich zeitlich und nach Kräften weit jenseits vom Dienst nach Vorschrift einsetzen. Nächstenliebe kann nicht durch betriebswirtschaftliche Kriterien gemessen werden. Sie ist **unbezahlbar**.

Hilfe zu bekommen ist keine Frage von Geld. Liebe lässt sich nicht einfordern. Wo das Geld alleiniger Motor ist, bleibt die Liebe oft aus. Hilfe annehmen ist für manchen Menschen schwer, vor allem für die, die das Danken verlernt haben. Dankbarkeit motiviert oft Helfer mehr als Geld.
Unter Lohn wird im Allgemeinen Geld verstanden. Wie steht es aber mit dem Lohn, der sich nicht in Zahlen ausdrücken lässt, mit dem Gotteslohn? Ist das nur eine andere Bezeichnung für Nulltarif? Nein, das darf man nicht gleichsetzen. Denn Gotteslohn für tätige Nächstenliebe ist eine Erhöhung des Selbstwertgefühls und das Gefühl der Dankbarkeit, so gesund, so geschickt und so tüchtig zu sein, anderen Menschen helfen zu können. Es gibt keine bessere Sinngebung für das Leben als die, für andere nützlich zu sein und ihnen Freude zu machen. Wer sich für einen Nächsten einsetzt, braucht sich keinen Lebenssinn bei einem Guru zu kaufen.

Die geschichtliche Entwicklung der karitativen Institutionen

Hippokrates hatte schon vor Jesus die ärztliche Versorgung von jedermann ohne Ansehen der Person gefordert. Doch erst mit der Verbreitung des Evangeliums wurde dieser Gedanke aufgegriffen. Unter den Kirchenvätern war es Basilius der Große (330–379), der zur Diakonie aufrief. Die Liebestätigkeit der frühen christlichen Gemeinden war sehr vielfältig, aber weitgehend regional. Daneben entstanden Pilgerherbergen, in denen auch Kranke gepflegt wurden.

Offenbar bedurfte es des Blutbades, welches das erste Kreuzfahrerheer 1099 in Jerusalem anrichtete, damit sich einige Kreuzritter auf die christliche Lehre besannen und Krankenpflege in größerem Rahmen organisierten. Sie traten bußwillig in ein bestehendes Hospital ein und dienten dort den Kranken ohne Frage nach der Herkunft, Christen und Nichtchristen. Das war der Beginn einer neuen Ära. Dem Gegner die gleiche Hilfe zuzugestehen, die man für die eigenen Leute tat, gehörte von nun an zur »Ritterlichkeit«.[65]

Die Sorge um Schwache, Verletzte und Kranke wurde für Ritter standesgemäß und für alle, die sich dem Ritterorden anschlossen, zum Hauptartikel ihres Gelöbnisses. Aus dem Hospiz, das Johannes dem Täufer geweiht wurde, entstand der »Ritterorden Sankt Johannis zum Spital von Jerusalem«, der bis heute als katholischer Malteserorden bzw. als evangelischer Johanniterorden fortbesteht und in Hilfsdiensten, Krankenhäusern und Altenheimen Samariterdienste tut. Im 12. Jahrhundert war es ein Novum, dass die Ordensritter die Kranken in Betten legten, die bis dahin nur Fürsten und dem Hochadel vorbehalten waren. Die bis heute erhaltenen großen Krankensäle in Rhodos (1440 fertig gestellt, 50 m lang, zweischiffig, für 100 Betten) und auf Malta (Baubeginn 1530, 150 m lang,[66] für 600 Betten, mit Versorgungs-Untergeschoss) zeugen noch heute davon. Vom Spital in Jerusalem wird berichtet, dass es bis zu 2000 Kranke aufnehmen konnte. Auch wenn von den Gebäuden in Jerusalem nichts mehr erhalten ist, kann man davon ausgehen, dass es eine für die damalige Zeit einmalig große Organisation war. Das Pantokrator Hospital in Byzanz, das damals Vorbild für viele kleine Spitäler war, hatte nur 50 Betten. 400 Jahre später war das Hospital auf Malta für Jahrhunderte das größte Europas. Die Hygiene in den Ordenshäusern soll beispielgebend gewesen sein. Bilder in Ordensschriften zeigen Art und Anordnung der Betten. Die Ordensritter bezeichneten die Patienten als ihre »Herren Kranken«.

Durch die zeitweise auch friedlichen Kontakte mit der arabischen Welt fand die hoch entwickelte arabische Medizin Eingang im Abendland; Funde aus alten Apotheken zeugen davon.

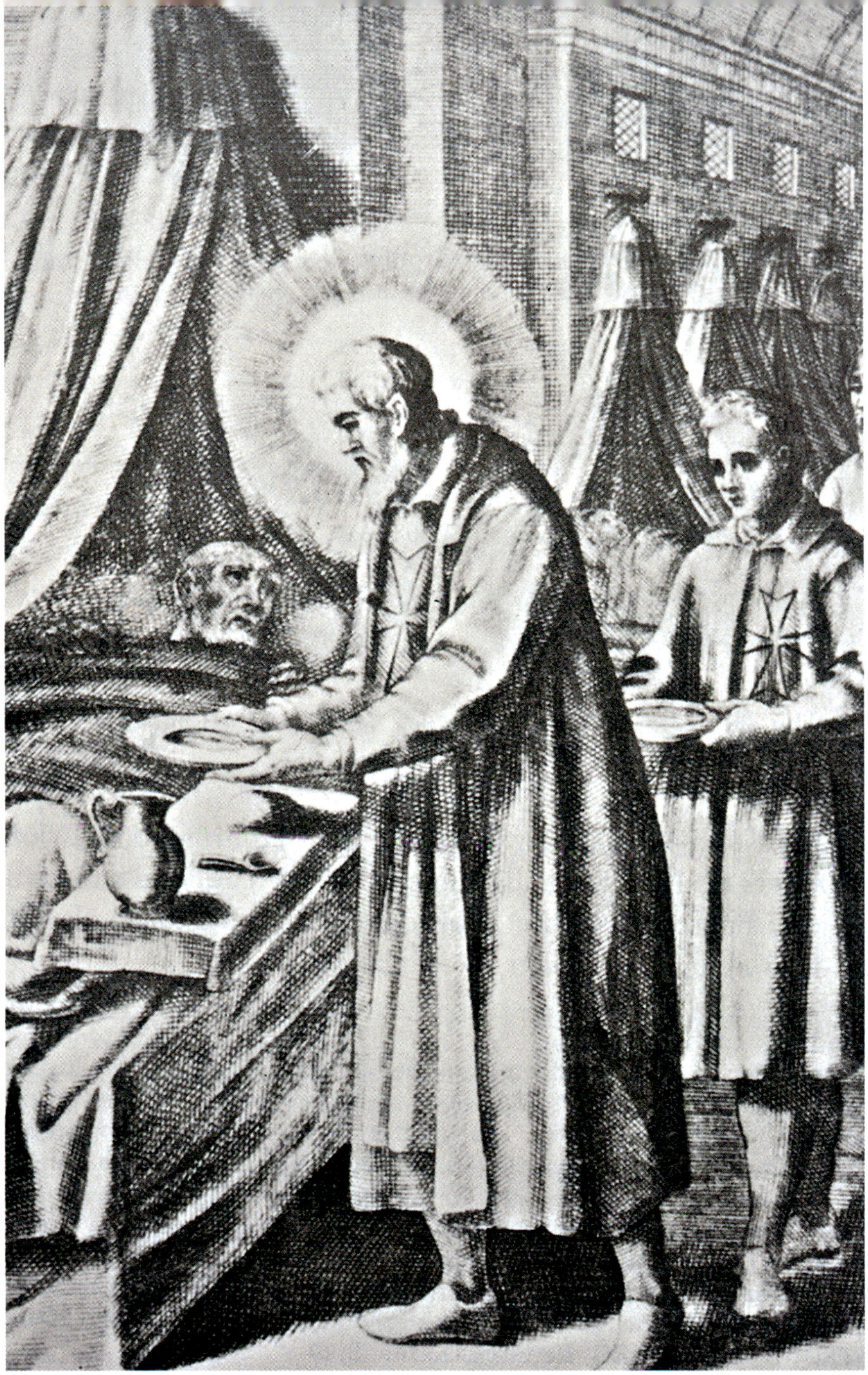

Bild 47
Meister Gerhard im Hospital St. Johannis in Jerusalem um 1100. Das Essen wurde aus Gründen der Hygiene auf Silbertellern gereicht.

Unsere Bruderschaft wird unvergänglich sein, weil der Boden, auf dem diese Pflanze wurzelt, das Elend der Welt ist und weil, so Gott will, es immer Menschen geben wird, die daran arbeiten wollen, dieses Leid geringer, dieses Elend erträglicher zu machen.

Meister Gerhard (ungefähr von 1090–1120), Vorsteher vom Hospital St. Johannis zu Jerusalem.

In Deutschland entstanden vom 12. Jahrhundert an Johanniterspitale: 1182 in Reichardtsroth (bei Rothenburg o. T.), 1292 in Regensburg, 1224 in Braunschweig, 1240 in Freiburg/Breisgau, 1260 in Rothenburg o.T. und 1313 in Aachen.[67] Später entstanden in Städten von Bürgern gestiftete Spitale, die meist dem Heiligen Geist, dem großen Tröster der Kranken, geweiht wurden.[68]

Vor allem in Gebieten, in denen die Pest wütete, fanden sich Ordensgemeinschaften zusammen, die sich der Krankenpflege widmeten. Sie sind so vielfältig, dass hier nur einige Beispiele genannt werden können. Durch den Isenheimer Altar von Matthias Grünewald wissen wir von der Krankenpflege der Antoniter, die ihren Ursprung schon im Heiligen Land hatten. Im frühen Mittelalter besorgten die Mönchsorden die Fürsorge außerhalb der Klostermauern durch sogenannte Terziaren, auch Dritte Orden genannt. Das waren dem jeweiligen Orden unterstellte Männer und Frauen, die im Sinne des Ordens, aber ohne Gelübde der Keuschheit und Armut wirkten. 1534 gründete der Spanier Johannes von Gott den Verein der Barmherzigen Brüder, woraus 1571 ein Orden wurde. 1652 wurden die Borromäer als Krankenpflegeorden bestätigt. Vincent von Paul begründete zur gleichen Zeit die »Töchter der Liebe«, aus denen der Orden der Barmherzigen Schwestern hervorging.

Die planmäßige Sorge für Kranke ist eine von den anderen Weltreligionen sich unterscheidendes spezifisches christliches Anliegen geworden.[69] Die Reformation hat das Hospitalwesen in die Hände der Städte gelegt und eine offizielle Gemeindearmenpflege eingeführt, ein Vorläufer unseres Krankenversicherungswesens. Das Krankenhauswesen, wie wir es heute kennen, nahm seinen Anfang erst im 19. Jahrhundert. Aus dem von Johann Heinrich Wichern 1833 gegründeten Rauhen Haus in Hamburg ging die Innere Mission hervor. Aus der von Theodor Fliedner 1836 gegründeten Diakonissenanstalt Kaiserswerth kamen weitere Anstöße. Florence Nightingale, die in Kaiserswerth lernte, trug die Idee der berufsmäßigen Krankenpflege in die Welt. Als Vorläufer des heutigen Diakonischen Werks in Deutschland entstand 1848 der Zentralausschuss für die Innere Mission. Der Caritas-Verband wurde 1897 gegründet.

Die Arbeiterwohlfahrt wurde nach regionalen Vorläufern ab 1872 für das ganze Deutsche Reich tätig, 1919 neu gegründet, im Dritten Reich aufgelöst und schließlich 1945 unter dem heutigen Namen neu konstituiert. Die dazugehörige Sanitätsorganisation, der Arbeiter-Samariter-Bund, wurde 1921 ins Leben gerufen.

Wie beim Johanniterorden geht die Gründung des Roten Kreuzes auf ein blutiges Ereignis zurück: Als Henry Dunant 1859 erlebt hatte, wie eine große Zahl von Verwundeten auf dem Schlachtfeld von

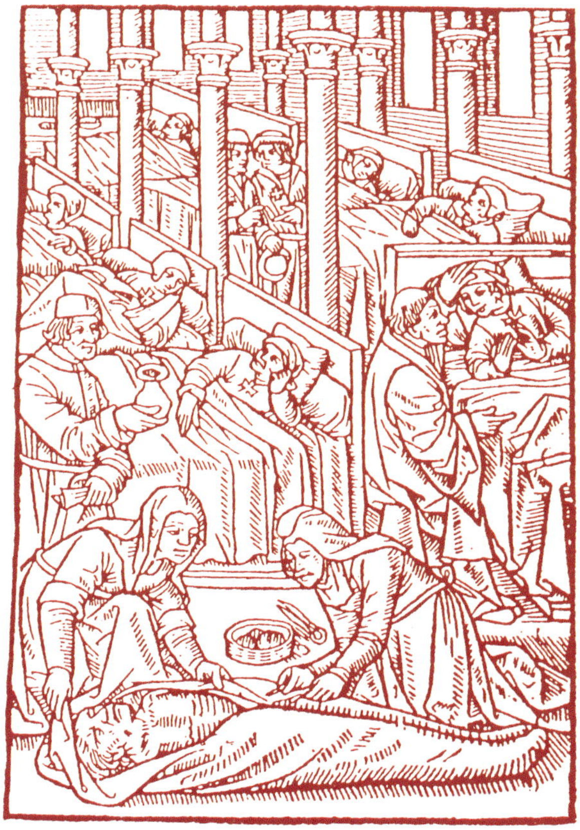

Bild 48
Inneres eines Hospitalsaales um 1500.
Ein Arzt beschaut Harn, ein Kranker wird getröstet
und ein Verstorbener wird in ein Leichentuch eingenäht.
Holzschnitt aus Jean Petit »Saint Gelais,
Le Vergier d'Honneur«, um 1500.

Gebet eines Arztes

Du hast uns die Liebe als Arznei gegeben, o Gott, und willst, dass der Arzt in dieser Liebe eingeschlossen sei, um den Kranken zu heilen. So wie deine Liebe kein Ende hat, soll auch unser Forschen und Dienen kein Ende haben. Ohne deine Hilfe ist der Arzt machtlos, aber mit dir vermag er das Höchste. Du bedienst dich unser, weil du selber gern im Verborgenen bleibst. Dein Wille ist, dass du durch uns die Kranken heilst. Du gießest in das Herz ein Freude am ewigen Leben und jeder, der an dich glaubt, wird lebendig auferstehen und den Tod nicht schmecken.
Du hast im Menschen die Kräfte aller Elemente geheimnisvoll zusammengefasst, so wie ein Arzt, der aus den Säften der Kräuter die Kraft zum Heilen zieht. Lass mich alles zum Nutzen der Kranken nach bestem Vermögen und Urteil anordnen, alles Schädliche von ihnen fern halten. Lass mich heilig und rein meine Kunst und mein Leben bewahren. Amen.

Paracelsus

Solferino verblutete, setzte er seine ganze Lebenskraft für die Gründung des Internationalen Roten Kreuzes ein. Heute ist die Sanitätsorganisation des Deutschen Roten Kreuzes die größte im Lande. Beim DRK arbeiten rund 100 000 angestellte Mitarbeiter, unterstützt von der dreifachen Zahl ehrenamtlicher Helfer. Außerdem werden 56 Krankenhäuser und 276 Alten- und Wohnheime betrieben. Der Johanniterorden hat heute 3300 Ordensmitglieder, über 8000 angestellte Mitarbeiter in 19 Krankenhäusern, 9 Tageskliniken und 35 Altenheimen. In der Johanniter-Unfallhilfe tun 24 000 Mitarbeiter Dienst, davon 16 000 ehrenamtlich. In den örtlichen Johanniter-Hilfsgemeinschaften nehmen 5000 Mitglieder ihre Aufgaben ehrenamtlich wahr. Der Malteserorden zählt weltweit 11 000 Ordensmitglieder und unterhält in Deutschland 11 Krankenhäuser und 6 Altenheime. Im Malteser-Hilfsdienst sind rund 37 000 Mitarbeiter beschäftigt, davon rund 31 000 ehrenamtlich.

In Großbritannien und vielen anderen Ländern werden Rettungsdienste und soziale Dienste fast vollständig ehrenamtlich ausgeführt. Der britische Order of St. John, eine Neugründung im 19. Jahrhundert auf der Tradition des Johanniter-/Malteserordens, hat in Großbritannien in seinen Organisationen St. John's Ambulance und St. John's Brigade etwa 170 000 ehrenamtliche Helfer. Nur in der Verwaltung sind einige hundert Angestellte tätig.

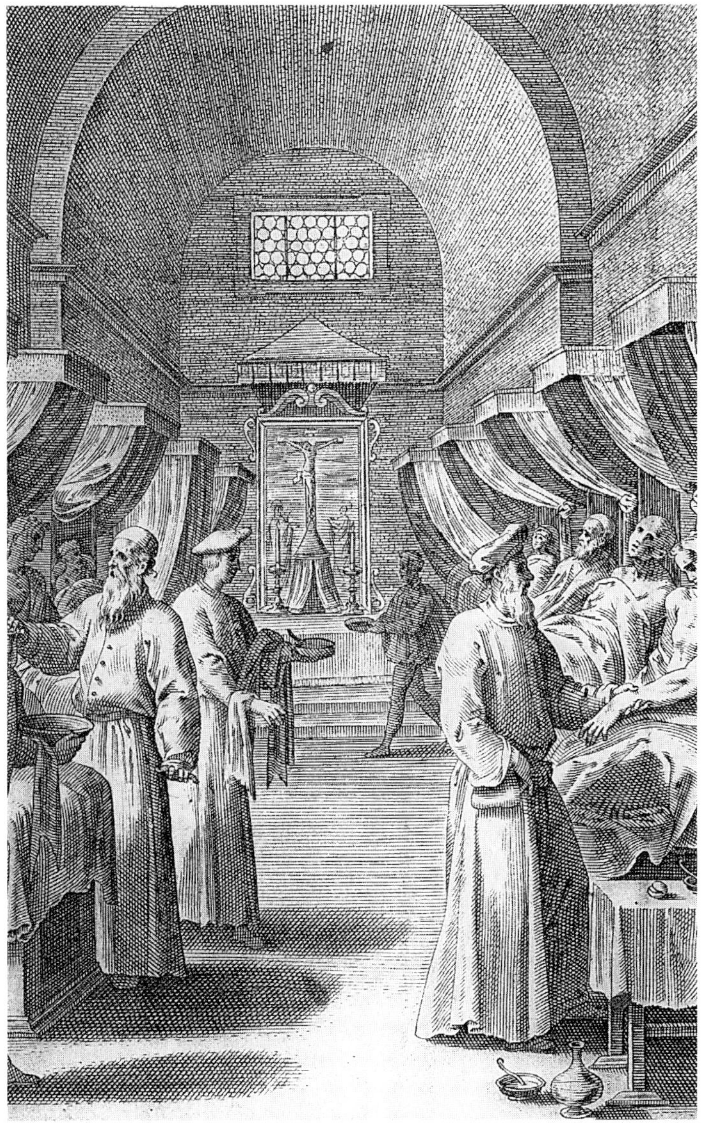

Bild 49
Hospitalraum der Johanniter auf Malta, 16.–18. Jh. Im Hintergrund der Altar.

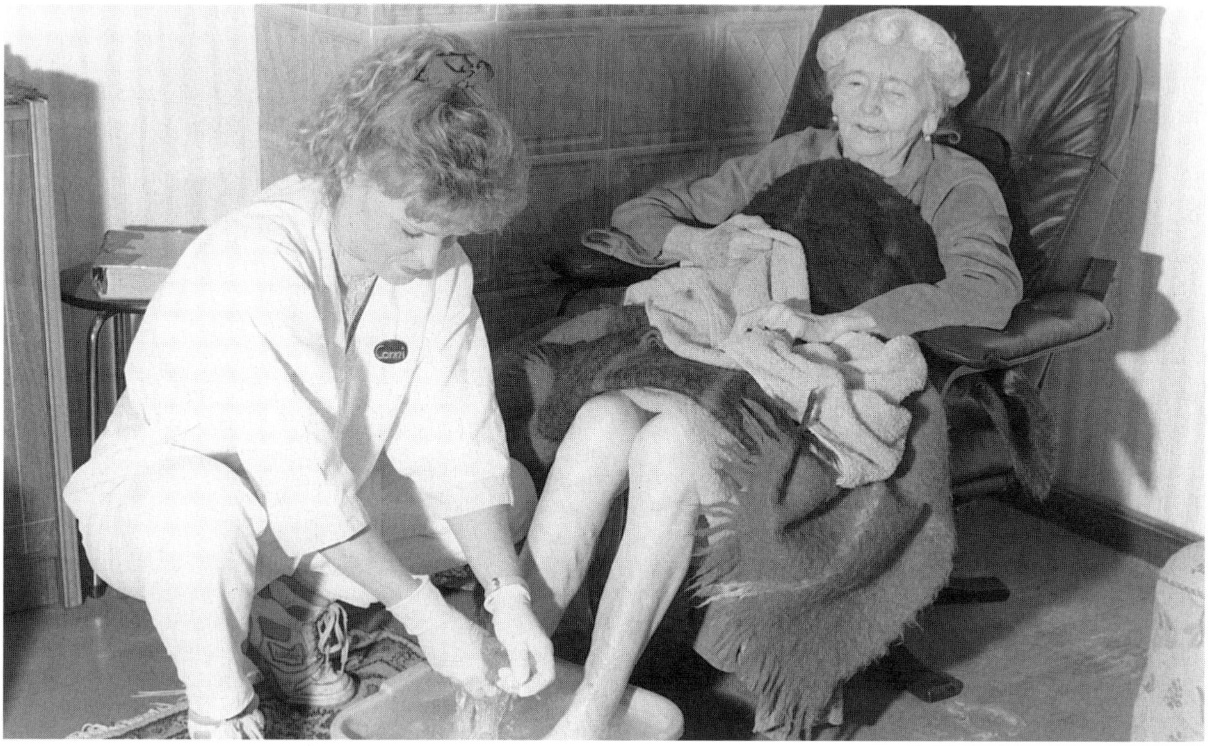

Bild 50
Dienst am Nächsten heute (Joh 13, 17).

Es war der Order of St. John, der 1950 bis 1952 die Erfahrungen der Organisation der Ersten Hilfe, Unfallhilfe und den Aufbau von Sanitätsdiensten über die britische Besatzungszone nach Deutschland brachte.

Die christliche Diakonie entstand aus der jüdischen Tradition der Fürsorge für Witwen und Waisen. Sie beginnt mit der Einsetzung der Diakonie in der Apostelgeschichte.[70] Seitdem hat es im christlichen Abendland immer eine Armen- und Waisen-Fürsorge gegeben. Als Institutionen sind hervorzuheben die 1691 gegründeten Francke'schen Stiftungen in Halle und die für geistig und körperlich behinderte Menschen 1872 gegründeten v. Bodelschwingh'schen Anstalten in Bethel. Beide waren bahnbrechende Anfänge organisierter Barmherzigkeit.

Insgesamt arbeiten heute in Deutschland über eine Million Menschen beruflich im Gesundheitswesen unmittelbar am Nächsten. Dazu kommen etwa zwei Millionen Menschen, die ehrenamtlich Dienst am Nächsten tun.

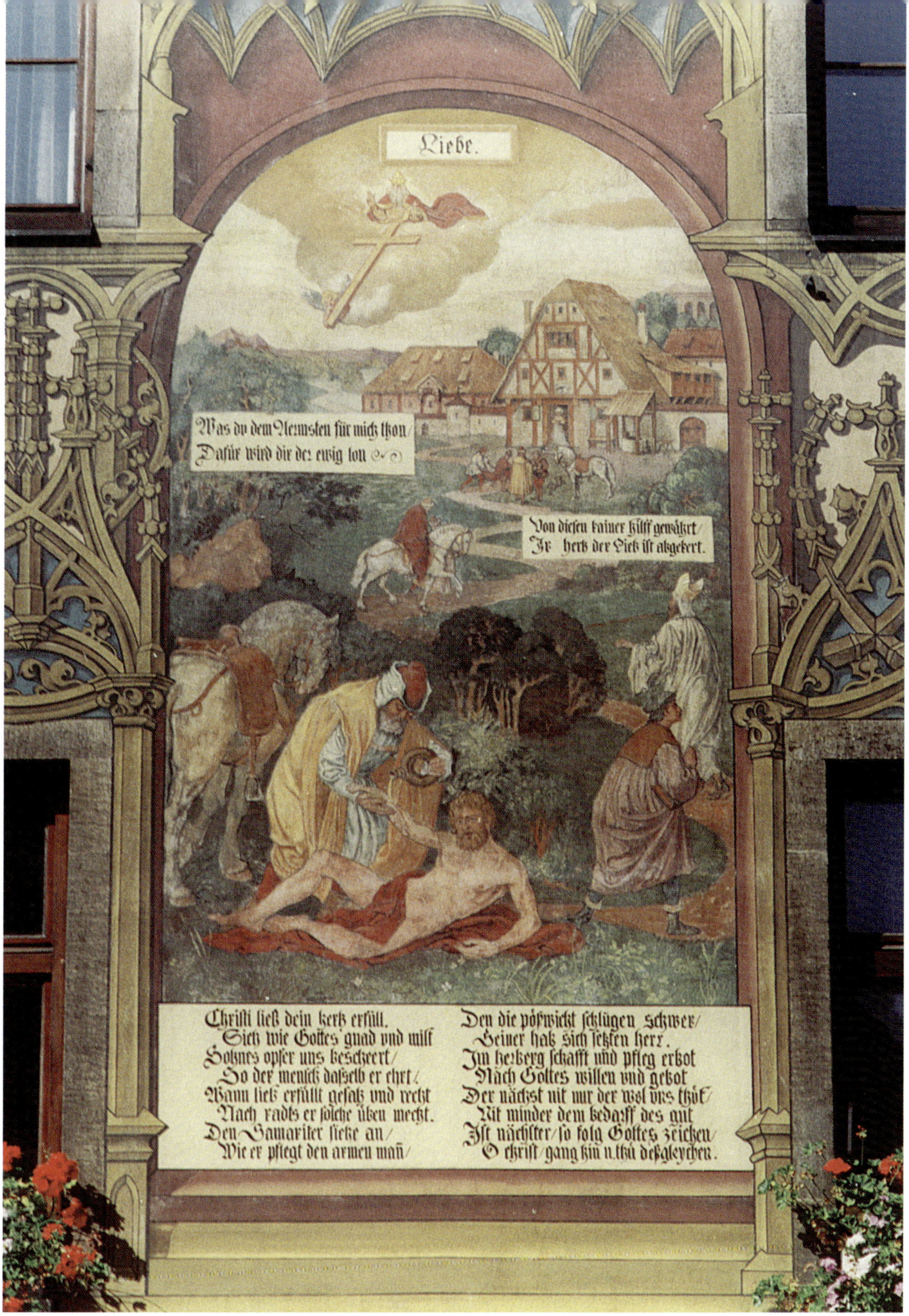

Liebe.
Was du dem Aermsten für mich thon/
Dafür wird dir der ewig lon
Von diesen kainer hilff gewährt/
Ir hertz der Lieb ist abgekert.
Christi lieb dein hertz erfüll.
Sich wie Gottes gnad vnd will
Sohnes opfer uns beschert/
So der mensch dasselb er ehrt/
Wann lieb erfüllt gesatz vnd recht
Nach radts er solche üben mecht.
Den Samariter siehe an/
Wie er pflegt den armen mañ/
Den die pöswicht schlügen schwer/
Seiner hab sich setzten herr.
Jm herberg schafft vnd pfleg erbot
Nach Gottes willen vnd gebot
Der nächst nit nur der wol vns thüt/
Nit minder dem bedarff des gut
Ist nächster/ so folg Gottes zeichen/
O christ/ gang hin u. thü deßgleychen.

Bild 51

Fassadenmalerei am Rathaus zu Ulm 1540. 5. Bogenfeld »Liebe«. Die Entwürfe stammen wahrscheinlich aus dem Umkreis von Hans Schäufelein. Die Ausführung hat möglicherweise Martin Schaffner vorgenommen. Die Fassadenbilder wurden 1905 stilgenau restauriert.

7. Darstellungen des Gleichnisses vom Barmherzigen Samariter in der Kunst

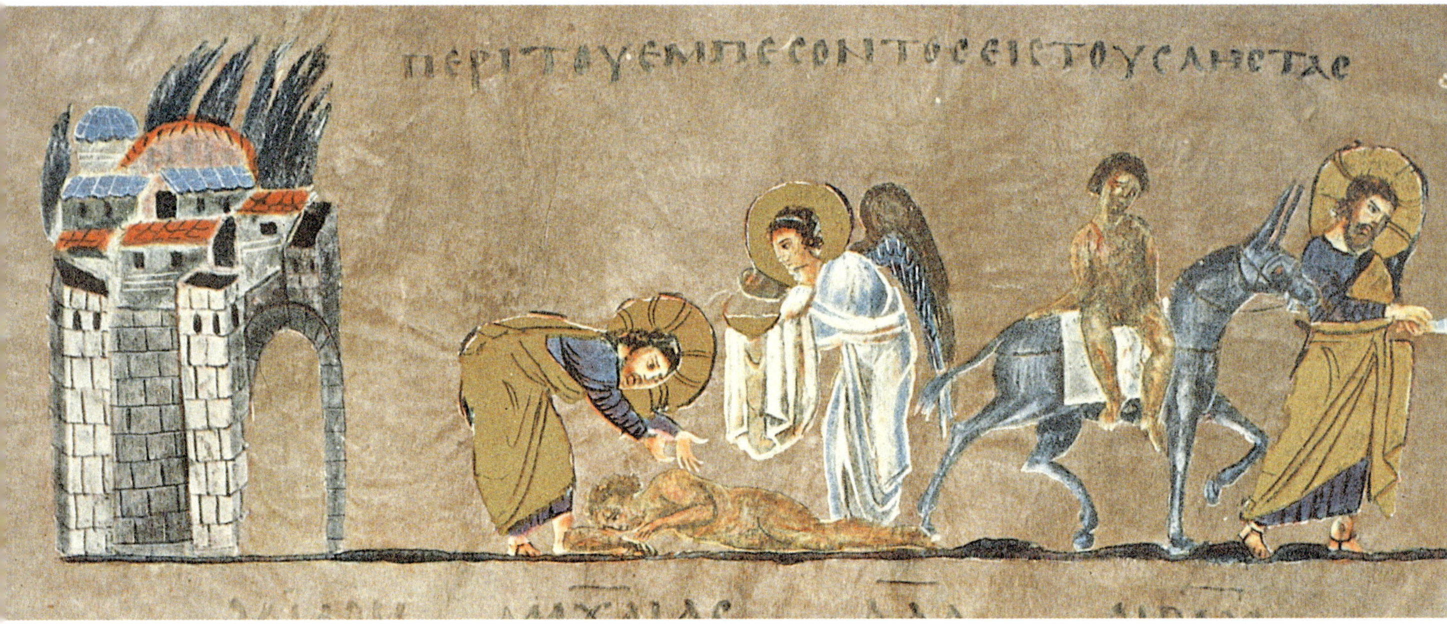

Bild 52
Byzantinische Buchmalerei im Codex Rossanensis aus dem 6. Jh. Museo Civico Rossano (Kalabrien).
Dem Samariter hilft ein Engel. Er selbst ist mit dem Kreuznimbus Christi dargestellt, auch wie er dem Herbergswirt Geld gibt.

Bilder vom Samaritergleichnis gehören zur Kategorie der Historienbilder, die biblische Geschichten erzählen. Solche Bilder trifft man viel seltener an als Bilder, die zur Andacht und zum Gebet hinführen. Auftraggebern und Malern aller Zeiten war es wichtiger, Unerklärliches erklärlich zu machen, als alltägliche Szenen darzustellen. Hintergründige Mysterienbilder waren und sind Ziele von Wallfahrten, Historienbilder dagegen nicht.

Das trifft auf Bilder von allen Gleichnissen zu, selbst für das vom Verlorenen Sohn, obwohl darin die Gnade Gottes gleichnishaft dargestellt werden kann. Niemand ist auf den Gedanken gekommen, das Samaritergleichnis als Altarbild in Auftrag zu geben und zu verwenden. Der Samariter ist kein Heiliger und die Errettung des Opfers eines Raubüberfalls kann noch nicht mit der Erlösung gleichgestellt werden.

Bei der Durchsicht der Bilder ist aufgefallen, dass es bestimmte biblische Szenen gibt, die selten zur Ausstattung im Kircheninneren verwendet wurden, jedoch häufig an der Außenseite von Kirchen oder gar an öffentlichen Gebäuden. Dazu gehören vor allem die mahnenden Bilder, zum Beispiel die Darstellungen des Weltgerichts, die wir am häufigsten im Tympanon, dem Halbbogen über Kircheneingängen, finden. Bilder vom Weltgericht sind auch in Gerichtssälen und Ratsstuben zu finden, also bei der weltlichen Macht. Dort wurden sie als Mahnung verstanden.

Bei Darstellungen des Samaritergleichnisses lässt sich Ähnliches beobachten: Man kann sie an Außenfassaden sowohl von öffentlichen Gebäuden als auch an Bürgerhäusern finden. Das früheste und bedeutendste Beispiel ist die Fassadenmalerei am Rathaus von Ulm.

Im Inneren von Kirchen ist das Samaritergleichnis äußerst selten zu finden, selbst nicht in den Bildreihen der »biblia paupera«, der Bilderbibel der Armen. Ausnahme sind einige Kirchenfenster. In Lübeck hat man sogar ein Bild vom Samaritergleichnis vom Beginn des 16. Jahrhunderts gefunden, das in einem späteren Jahrhundert als Holzrückwand für das Chorgestühl verwendet wurde. So wenig war man am Gleichnis vom Barmherzigen Samariter interessiert.

Natürlich wurden die Gleichnisse zu allen Zeiten illustriert, angefangen von den mittelalterlichen Evangeliaren[80] bis zu heutigen Schulbibeln. Die älteste bekannte bildliche Darstellung des Gleichnisses vom Barmherzigen Samariter ist eine byzantinische Buchmalerei aus dem 6. Jahrhundert im Museum von Rossano in Kalabrien, auf den Höhen des Westufers des Golfs von Tarent. Die Buchillustration zeigt das gesamte Geschehen, allerdings ohne Priester und Leviten. Dem Samariter wird von einem Engel geholfen. Der Samariter selbst wird mit dem Kreuznimbus Christi gezeigt, sowohl da, wo er sich über den Verletzten beugt, als auch wo er dem Herbergswirt zwei Denare gibt.

Auch bei der Buchmalerei auf Goldgrund im Evangeliar Otto III. fehlen der Priester und der Levit. Das hat sicher seinen Grund darin, dass Auftraggeber und Maler befürchteten, dass sich an diesen Personen Kritik an der Kirche und ihren Oberen festmachen könnte. Das kann auch überhaupt die Ursache sein, dass Bilder des Gleichnisses so selten in Kirchen zu finden sind.

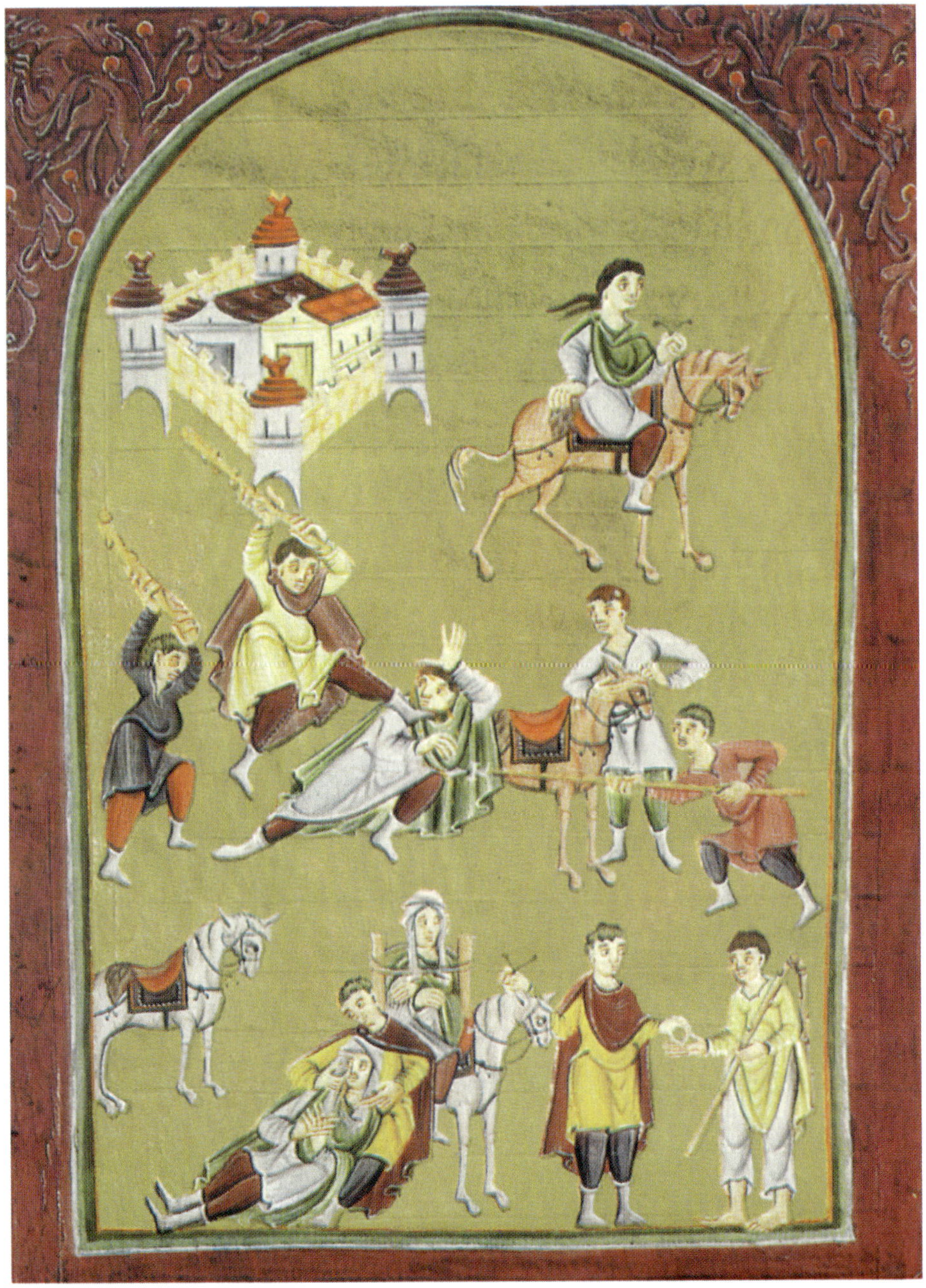

Bild 53
Das Gleichnis vom Barmherzigen Samariter im Evangeliar Otto III. Ende 10. Jh., Bayerische Staatsbibliothek München.

Bemerkenswert ist die Vorrichtung, mit der der Verletzte auf dem Pferd gehalten wird.

Während hier Priester und Levit weggelassen wurden, werden im Evangeliar Heinrichs III., das im Escorial liegt, die beiden Vorbeigehenden bedenkenlos gezeigt, obgleich der elend Niedergeschlagene den Priester flehentlich anblickt ...

Das erst vor wenigen Jahren wieder aufgetauchte Evangeliar Heinrichs des Löwen zählt zu den großen Schöpfungen der romanischen Buchmalerei. Der Überfall wird zwischen den Türmen von Jerusalem und Jericho wie eine Folter dargestellt. Die

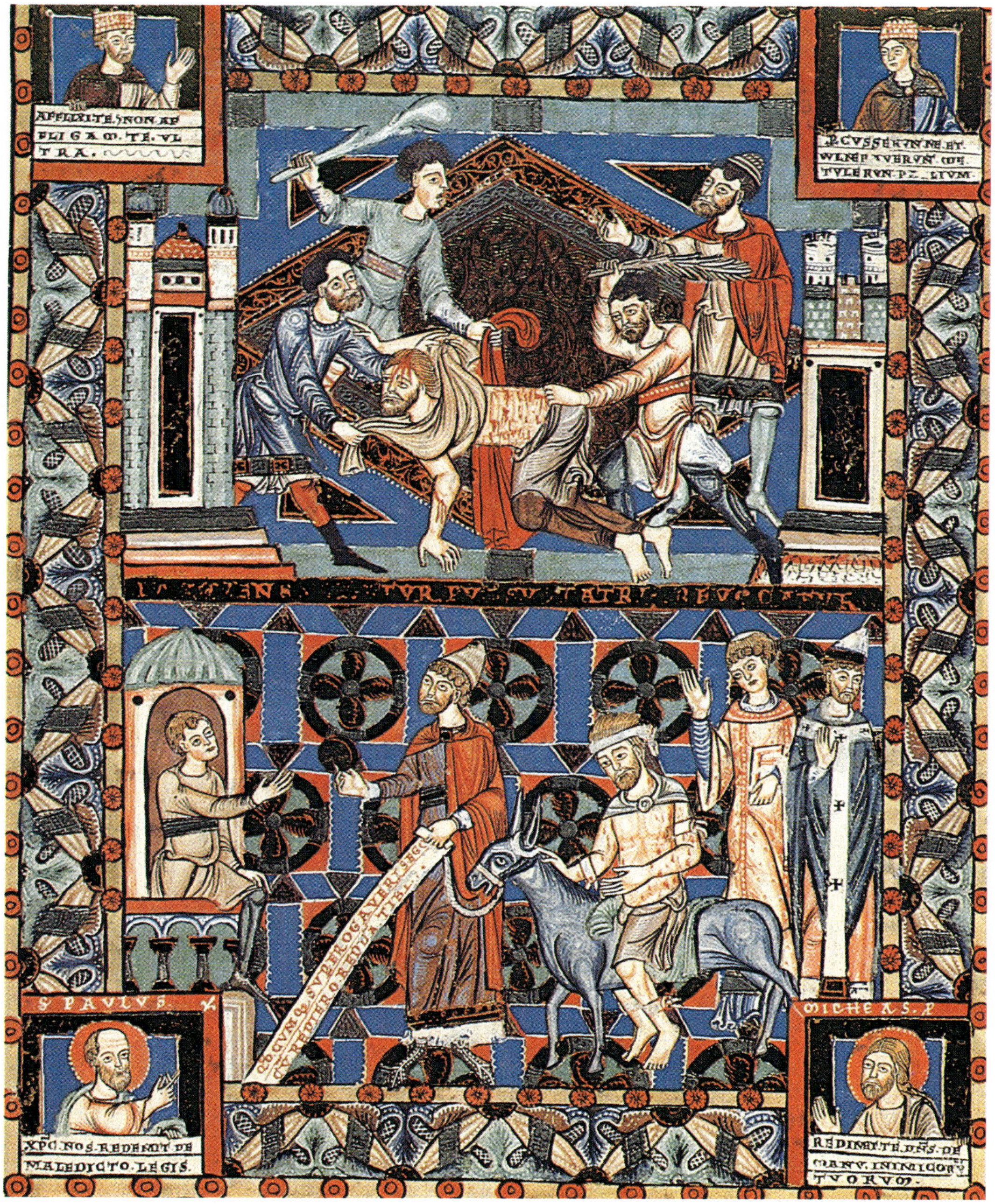

Bild 54
Das Gleichnis vom Barmherzigen Samariter im Evangeliar Heinrichs des Löwen. Tafel 112, Fol 112r, Herzog-August-Bibliothek Wolfenbüttel.

eigentliche Rettung bietet die Herberge, zu der der Samariter den Geschundenen auf seinem Esel führt. In der rechten Hand hat der Samariter zwei große Münzen. Das Spruchband in seiner linken Hand besagt: »Pflege ihn; und wenn du mehr ausgibst, will ich dirs bezahlen, wenn ich wiederkomme.« Priester und Levit stehen in der Tracht eines Kardinals und eines Bischofs mit abwehrender (oder entschuldigender?) Geste ganz rechts. Sie fühlen sich entlastet, weil ein anderer hilft.

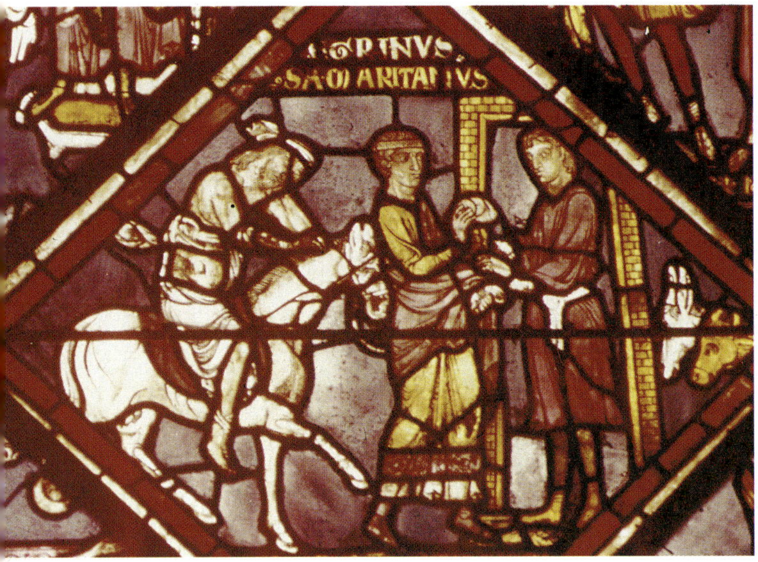

Bild 55
Fensterbild der Kathedrale von Sens/Yonne, 13. Jh.

Wenn wir auch in Kircheninnenräumen nur selten Darstellungen des Samaritergleichnisses entdecken, finden wir sie in Glasfenstern französischer Kathedralen. Die Fenster der Kathedralen von Chartres, Sens und Rouen aus dem 13. Jahrhundert faszinieren alle Besucher durch ihre Farben. Selten macht sich jedoch ein Besucher die Mühe, die einzelnen Szenen zu verstehen. Im Fenster von Chartres wird das Samaritergleichnis unter der Vertreibung aus dem Paradies gezeigt. Das stützt die Auffassung, dass Christus im Gewand des Samariters dem elenden, gefallenen Menschen auf die Beine hilft und ihn zur Herberge – zum Himmelstor, zur ewigen Herberge – bringt. Im Fenster von Sens wird die Übergabe des Verletzten an den Herbergswirt in den Mittelpunkt gestellt.

Louis Réau nennt als weitere mittelalterliche Kunstwerke zum Samaritergleichnis noch die Homilien des Gregor von Nazianz aus dem 9. Jahrhundert, den »Codex aureus« aus dem 10. Jahrhundert, die Fresken von San Angelo in Formis in Capua, die (kaum noch erkennbaren) Fresken in Burgfelden aus dem 11. Jahrhundert, die Miniaturen aus dem »Hortus Delicarum« aus dem 11. Jahrhundert und ein Kapitell im Kloster Moissac aus dem 12. Jahrhundert.[71]

Im 14. und 15. Jahrhundert scheint das Thema vom Barmherzigen Samariter nicht dargestellt worden zu sein.

Das Bild an der Außenfassade des alten Rathauses von Ulm belegt, dass die weltliche Macht das Samaritergleichnis gern als belehrende Parabel herausstellte. Das Gleichnis wird hier im Feld fünf zwischen den Feldern »Geduld« und »Hoffnung« zur Darstellung der »Liebe« verwendet. Der Entwurf stammte von Hans Schäufelein um 1530. Martin Schaffner führte ihn 1540 aus.[72]

Tafelbildmaler erhielten erst im 16. Jahrhundert den Auftrag, das Gleichnis darzustellen. Das erste Bild, das einen großen Bekanntheitsgrad erreichte, wurde dem »Meister vom Barmherzigen Samariter« zugeschrieben, der erst in unserem Jahrhundert als Jan van Scorel identifiziert wurde. Kupferstecher verbreiteten seine Bildkomposition und viele Maler nahmen das Thema im Sinne von Jan van Scorel auf.

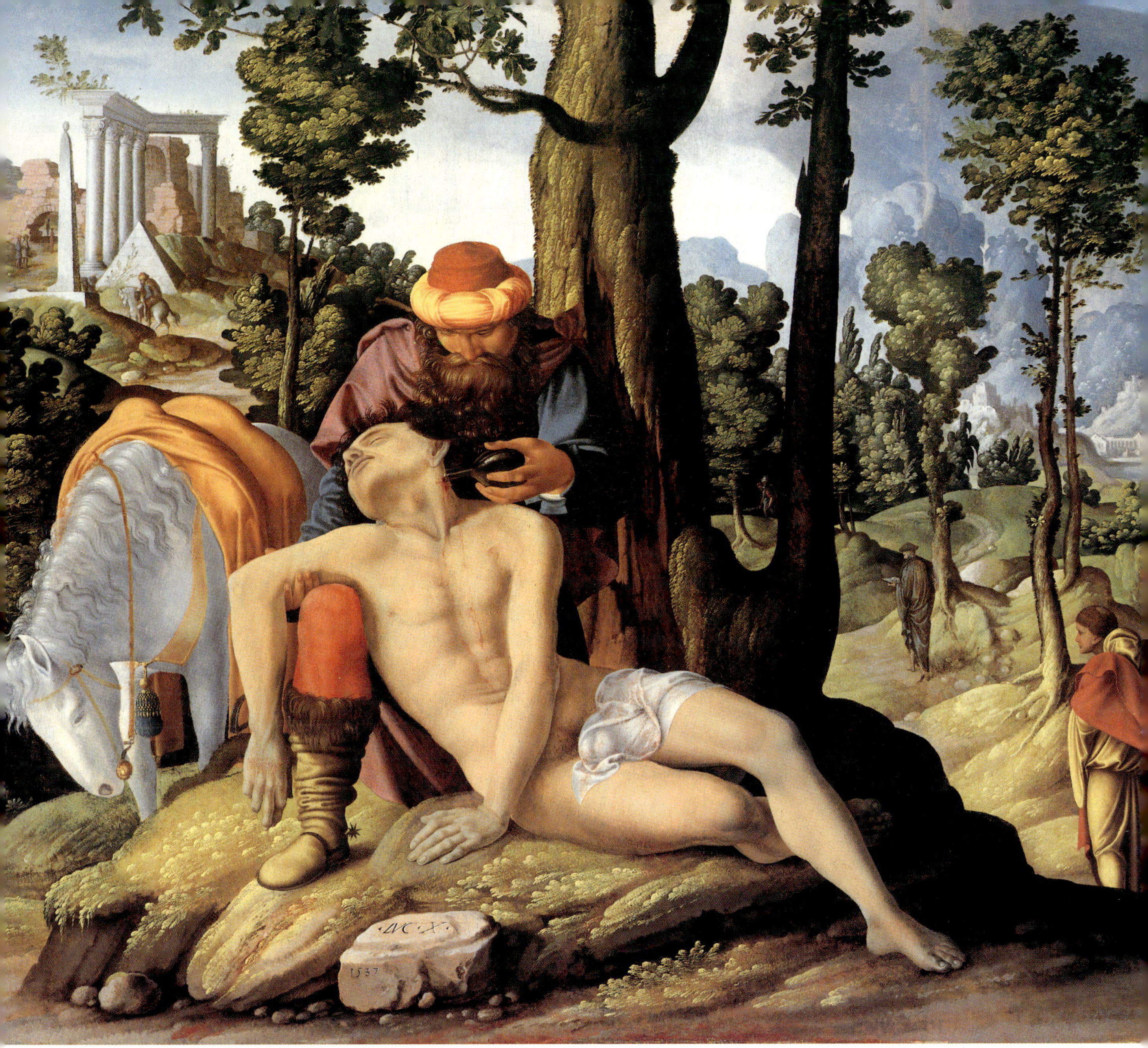

Bild 56
Jan van Scorel, der »Meister des Barmherzigen Samariters« war der erste namhafte Künstler, der das Gleichnis malte. Dieses Bild von 1537 hängt im Rijksmuseum in Amsterdam. Viele Kupferstecher haben es als Vorbild für ihre Darstellungen genommen: Der Samariter kniet beim Niedergeschlagenen. Vom forteilenden Priester und dem Leviten sieht man nur die Rücken. Der Priester liest in einem Buch, der Levit dreht sich hier noch einmal um. Der Samariter trägt einen Turban als Zeichen des Ungläubigen. Vielleicht soll der Turban auch daran erinnern, dass das Abendland der arabischen Medizin viel zu verdanken hat. Links im Hintergrund sieht man Jerusalem, die hoch gebaute Stadt. Das Reittier ist in diesem Bild ein Schimmel. In der Mehrzahl anderer Bilder ist es ein Esel oder ein Maultier. Wie auf den meisten anderen Bildern sind die Räuber nicht zu sehen. Oder sind es die Personen, die nach Jerusalem gehen oder reiten, um dort ihren Raub zu verkaufen?

Das Gemälde von Jan van Scorel war sicher nicht das erste Tafelbild vom Samaritergleichnis. Im Dom zu Lübeck wurde in dessen Schutt nach der Bombennacht vom Palmsonntag 1942 ein Bild hinter dem Chorgestühl gefunden, dessen Maler sich in keiner Hinsicht an die Darstellung von Scorel anlehnt, sie also wahrscheinlich nicht gekannt hat. Nur selten werden wie hier alle Personen des Gleichnisses abgebildet und die beiden Geistlichen von vorn gezeigt, wie sie den Fall ernsthaft diskutieren. Die beiden Geistlichen tragen das Gewand der Scholaren der Zeit, in der das Bild entstand. Es war die Zeit kurz vor der Reformation, in der viel über die rechte Lehre und über das Priestertum nachgedacht wurde.
Aufgrund der Kleidung der Personen auf diesem Bild und den dazugehörigen weiteren fünf Bildtafeln kann auf eine Entstehungszeit zwischen 1490 und 1510 geschlossen werden.[73] Eine so frühe Datierung ist bemerkenswert. Denn die Kenntnis biblischer Geschichten und die Flut der Darstellungen von Themen aus dem Alten und dem Neuen Testament setzte erst mit der Verbreitung gedruckter Bibeln zwei Jahrzehnte später ein. Die Zahl der Kupferstiche überwog damals die Zahl der Gemälde bei weitem. Kupferstiche wurden als Flugblätter verkauft und verbreiteten damit das Wissen über biblische Geschichten. Auf den ersten Seiten dieses Buches wurden solche Kupferstiche gezeigt. Die Lübecker Bildtafel gehört zu sechs Bildern biblischer Geschichten, die miteinander auf einer großen Tafel verbunden offenbar für den Innenschmuck des Domes in einer norddeutschen Werkstatt angefertigt wurden. Dass man sie bald darauf als Material für die Chorstühle benutzte, deutet auf keine hohe Wertschätzung. Doch dadurch blieben sie uns erhalten.
Nur selten findet man das ganze Gleichnis abgebildet und nie den Disput zwischen Jesus und dem Schriftgelehrten. Kaum ein Maler vor Rembrandt hatte den Auftrag erhalten, die Herberge abzubilden. Insgesamt entsteht der Eindruck, dass Auftraggeber und Maler der Auffassung waren: Einen für die Zeit typischen Schadensfall wie einen Raubüberfall brauchen wir nicht abzubilden. So blieb die Zahl der Kunstwerke, die sich mit dem Samaritergleichnis befassen, vergleichsweise klein gegenüber den Darstellungen von anderen biblischen Begebenheiten. In diesem Buch wird versucht, das Wenige zusammenzutragen.

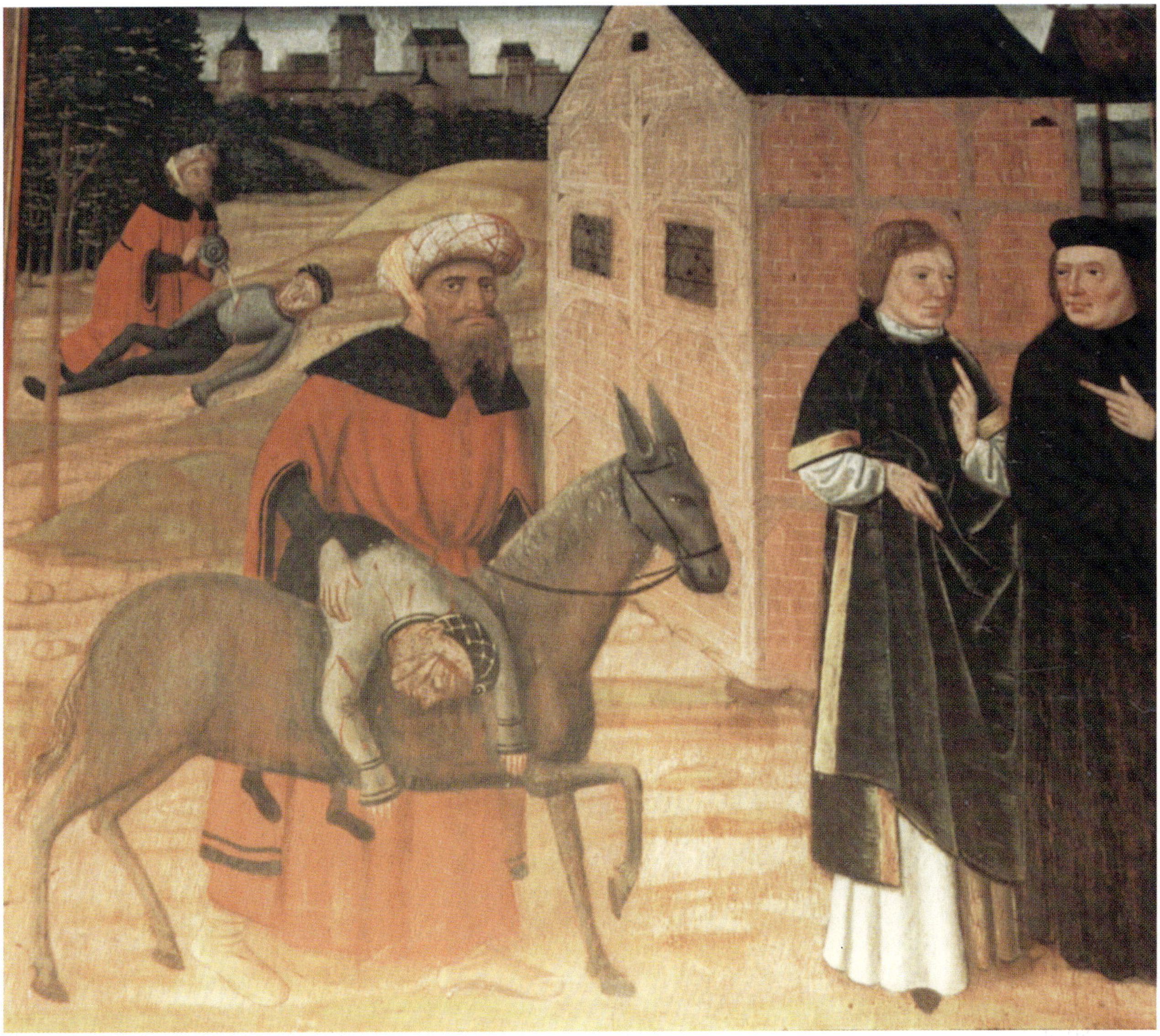

Bild 57

Während der Priester und der Levit den Fall besprechen, versorgt der Samariter die Wunden des elenden, geschlagenen Menschen und transportiert ihn auf seinem Reittier zur nächsten Herberge. Dieses Bild ist wahrscheinlich das älteste Tafelbild, das das Gleichnis vom Barmherzigen Samariter zum Gegenstand hat. Es ist eine von sechs Bildtafeln, die 1943 bei Aufräumarbeiten nach schweren Bombenschäden im Lübecker Dom unerwartet auf der Rückseite des Chorgestühls gefunden wurden. Die Kleidung der Personen deutet auf eine Entstehung des Bildes zwischen 1490 und 1510 in einer norddeutschen Werkstatt hin.[73]

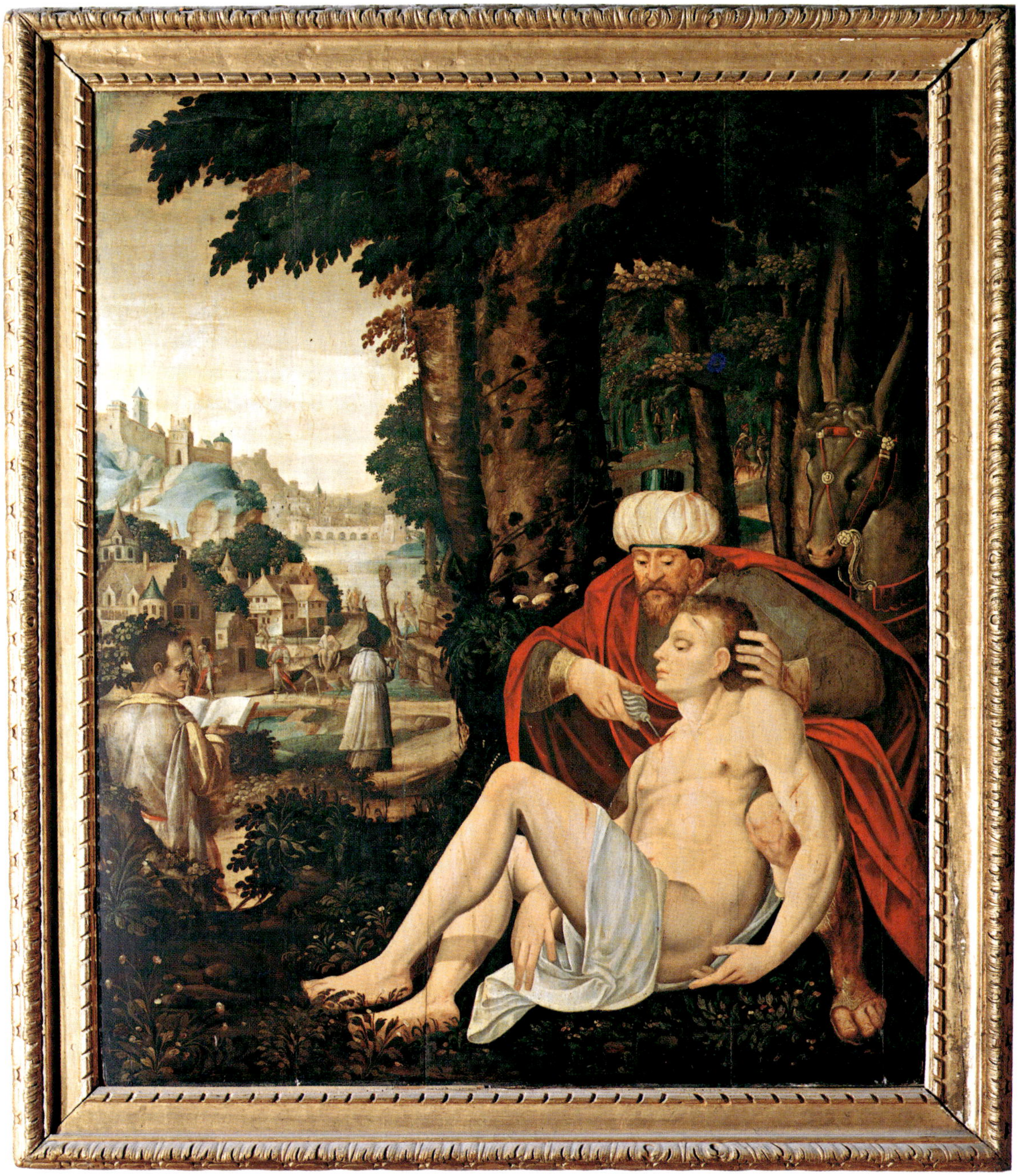

Bild 58

Tafelgemälde in der Marktkirche St. Wenzel in Naumburg von einem unbekannten deutschen oder niederländischen Meister des 16. Jahrhunderts.

Wie auf anderen Bildern sieht man nur die Rücken des Priesters und des Leviten. Hier im Bild sieht man das Gesicht des Leviten, der, durchaus nicht unsympathisch dargestellt, in einem Buch liest, wohl in dem Gesetzesbuch, das ihn bindet.

Im 16. Jahrhundert, dem Jahrhundert der Reformation, erhielten Maler viele Aufträge. Nicht jeder Maler ist namentlich bekannt. Die Aufträge für Altarbilder fehlten zwar in den protestantischen Gebieten, doch dafür wurde es beliebt, sich Bilder mit biblischen Geschichten in Wohnräume zu hängen. In ihrem kleinen Format entsprechen die meisten Bilder aus dieser Zeit dieser Bestimmung.
Raubüberfälle waren in dieser Zeit aufblühenden Handels häufig, ja sie waren neben den Unfällen bei der Arbeit die häufigste Ursache für körperliche Schäden. So waren die Bilder vom Samariter, der einem Ausgeraubten an der Straße hilft, ganz aktuell.
Vom 16. bis zum 19. Jahrhundert wird der Samariter oft mit einem Turban gemalt. Das kann zweierlei bedeuten: Zum einen soll der Samariter als ungläubig, zumindest als Außenseiter, dargestellt werden. Zum anderen soll der Turban daran erinnern, was das Abendland der arabischen Medizin zu verdanken hat. Kreuzfahrer und Pilger kamen mit der arabischen medizinischen Kunst in Berührung und trugen, in die Heimat zurückgekehrt, zur Verbreitung dieser Wissenschaft bei.
Das Opfer des Raubüberfalls wird seit der Renaissance immer als starker Mann gemalt, eigentlich als einer, der sich gar nicht vorstellen kann, dass er einmal Opfer der Räuber werden könnte. Im Barock gilt die Aufmerksamkeit der Maler dann noch mehr dem Opfer als dem Helfer. Deutlich wird das bei Johann Carl Loth (Bild 9, Seite 16).
Die Darstellung der Landschaft entspricht bei keinem der bekannten Bilder der Wirklichkeit an der Straße nach Jericho. Das beruht nicht nur auf Unkenntnis. Da im 16.–18. Jahrhundert Raubüberfälle an Handelsstraßen ihrer Heimat wohl so häufig waren wie heute bei uns die Verkehrsunfälle, versetzten die Maler das Geschehen in ihre Gegend.
Im 17. Jahrhundert malte Johann König (1585–1642) das Samaritergleichnis in sehr kleiner Darstellung in einer großen Landschaft. Flüchtige Betrachter werden die Szenen auf dem Bild der Pinacoteca zu Siena gar nicht wahrnehmen. Auch Wilhelm Schirmer (1807–1863) stellt die Geschehnisse des Samaritergleichnisses in vier ungewöhnlich große Landschaftsbilder hinein, die er nach den Tageszeiten benennt (Bilder 18 a-d). Der Morgen (an dem der Mensch aus Jerusalem aufbricht), der Mittag (der Überfall), der Nachmittag (Hilfe kommt) und der Abend (die schützende Herberge).

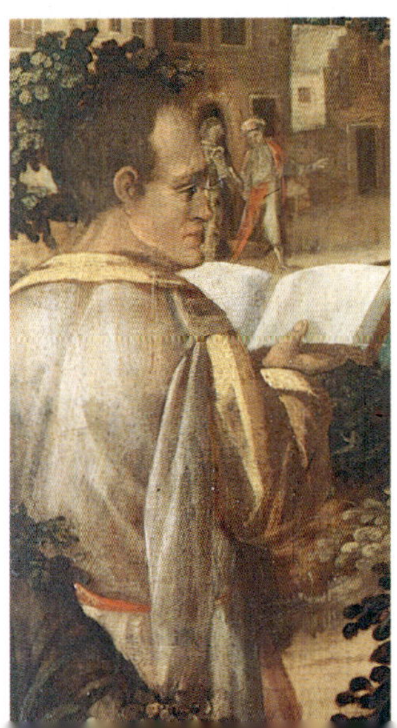

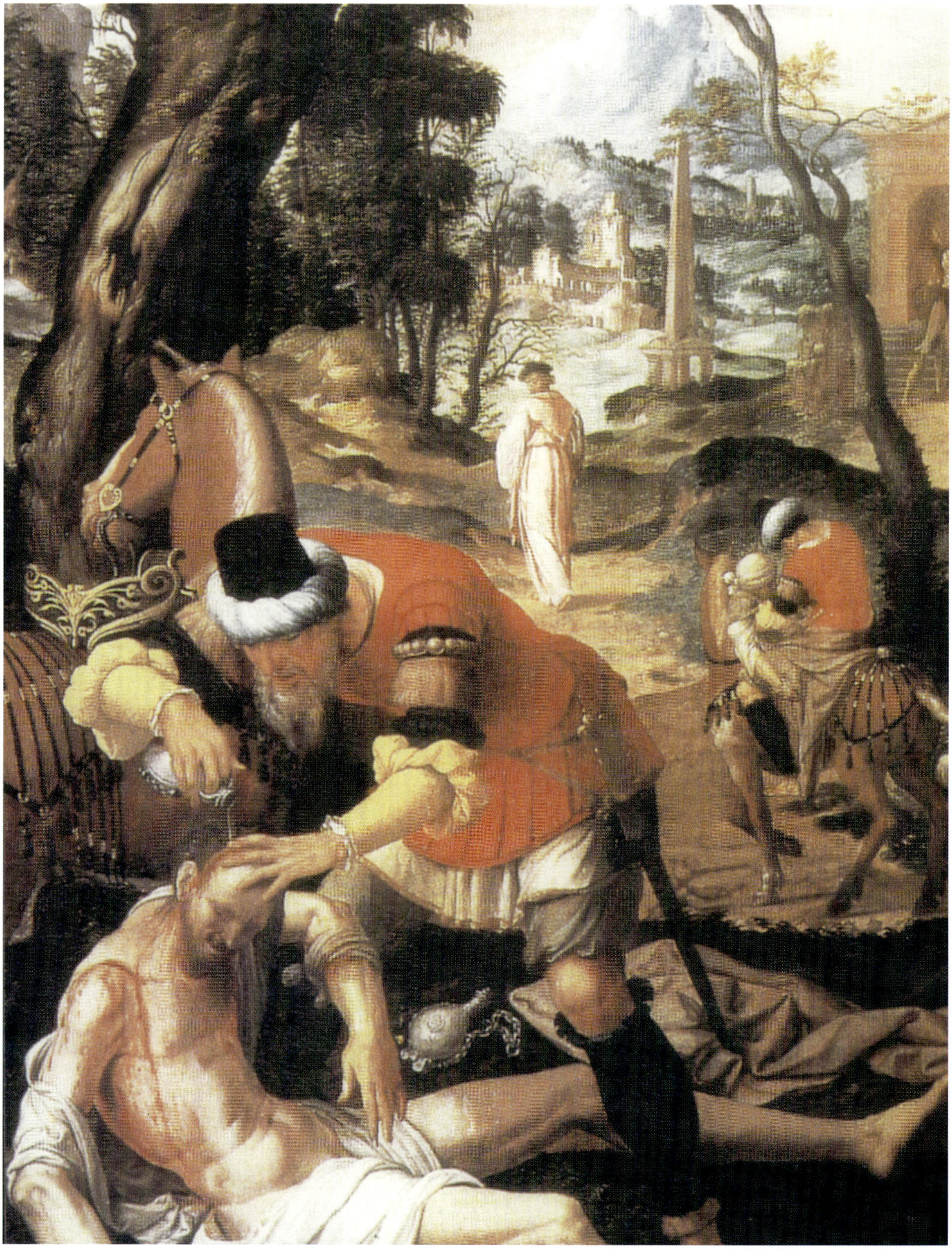

Bild 59

Anonymer Meister aus dem Umkreis oder den Nachfolgern von Jan van Scorel. Mitte 16. Jh. Brügge, Memling-Museum im Johannesspital.

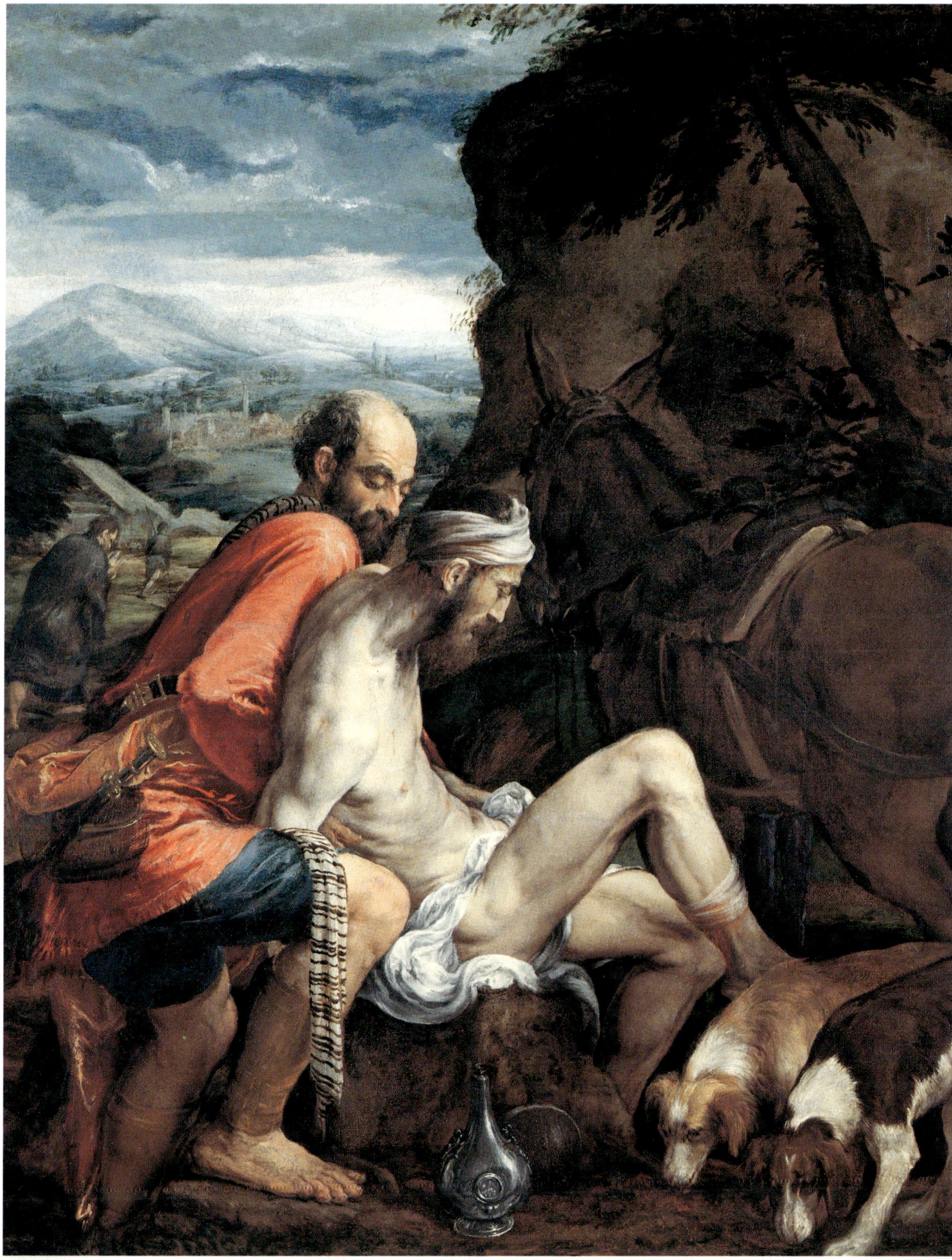

Bild 60
Jacopo Da Ponte (Bassano), Das Gleichnis vom Barmherzigen Samariter. 1557, National Galerie London.

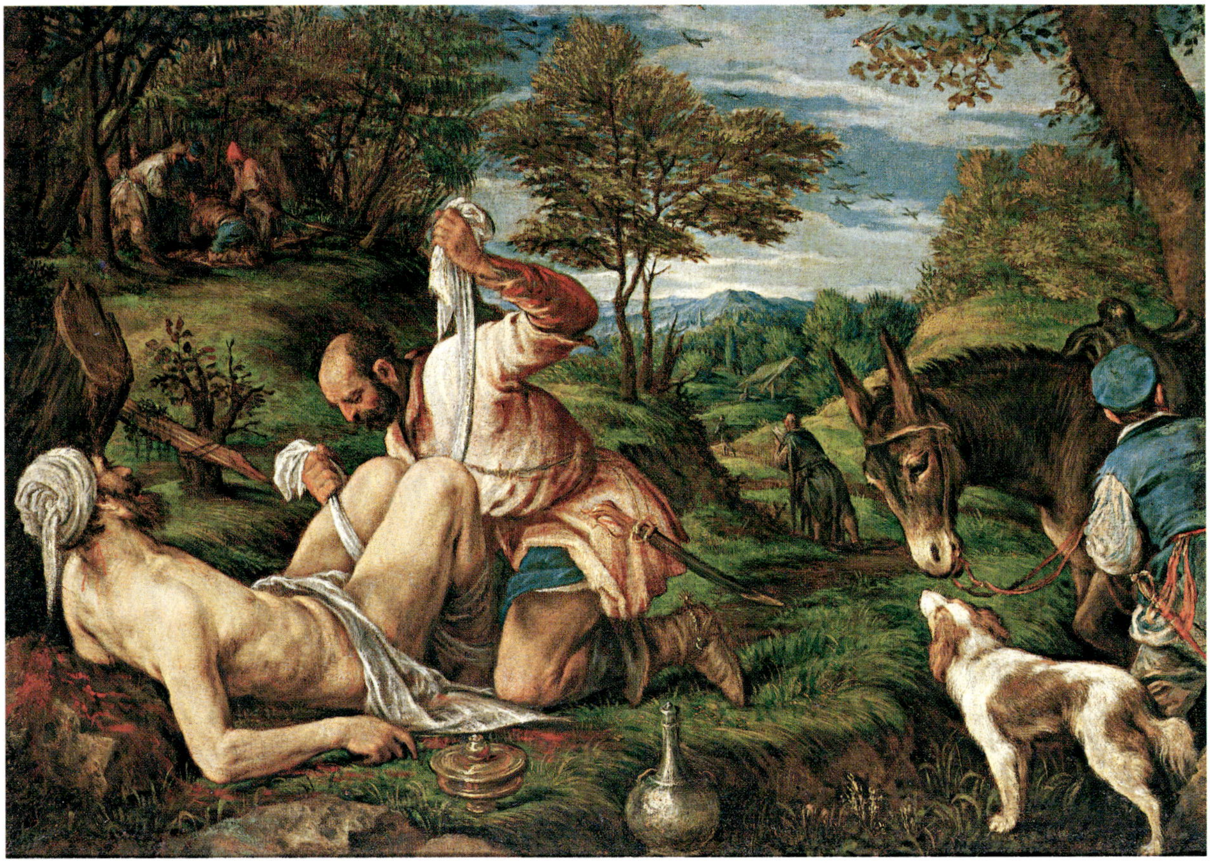

Bild 61
Francesco Da Ponte, gen. Francesco Bassano, Der Barmherzige Samariter. Gemalt um 1575, Kunsthistorisches Museum Wien.

Besonders hervorzuheben unter den Malern ist die Familie Da Ponte aus Bassano, dem malerischen Bergstädtchen an der Brenta. Heute werden ihre Mitglieder im Allgemeinen Bassano genannt.
Jacopo (auch Giacomo genannt) und seine vier Söhne Francesco, Girolamo, Giovanni Battista und Leandro haben jeder mindestens ein Bild vom Samaritergleichnis gemalt.
Jacopo Bassano malte den Samariter 1557 in voller Aktion. (Bild 60) Ein ähnliches Bild von ihm hängt auf der Prager Burg.

Sein Sohn Francesco malte 18 Jahre später seinen Samariter mit ähnlicher Physiognomie.
Auf dem Bild 61, auch Titelbild, sind alle Details mit besonderer Sorgfalt behandelt. Die Zuwendung der Menschen findet ihre Parallele in der Zuwendung der Tiere. Die Räuber verstecken ihre Beute. Der Samariter wird mit seinem Säbel als freier Mann gekennzeichnet. Die Salbendose und die Weinflasche werden als edles Geschirr dargestellt. Der Samariter verbindet den Verletzten so, wie man es im 16. Jahrhundert kannte.

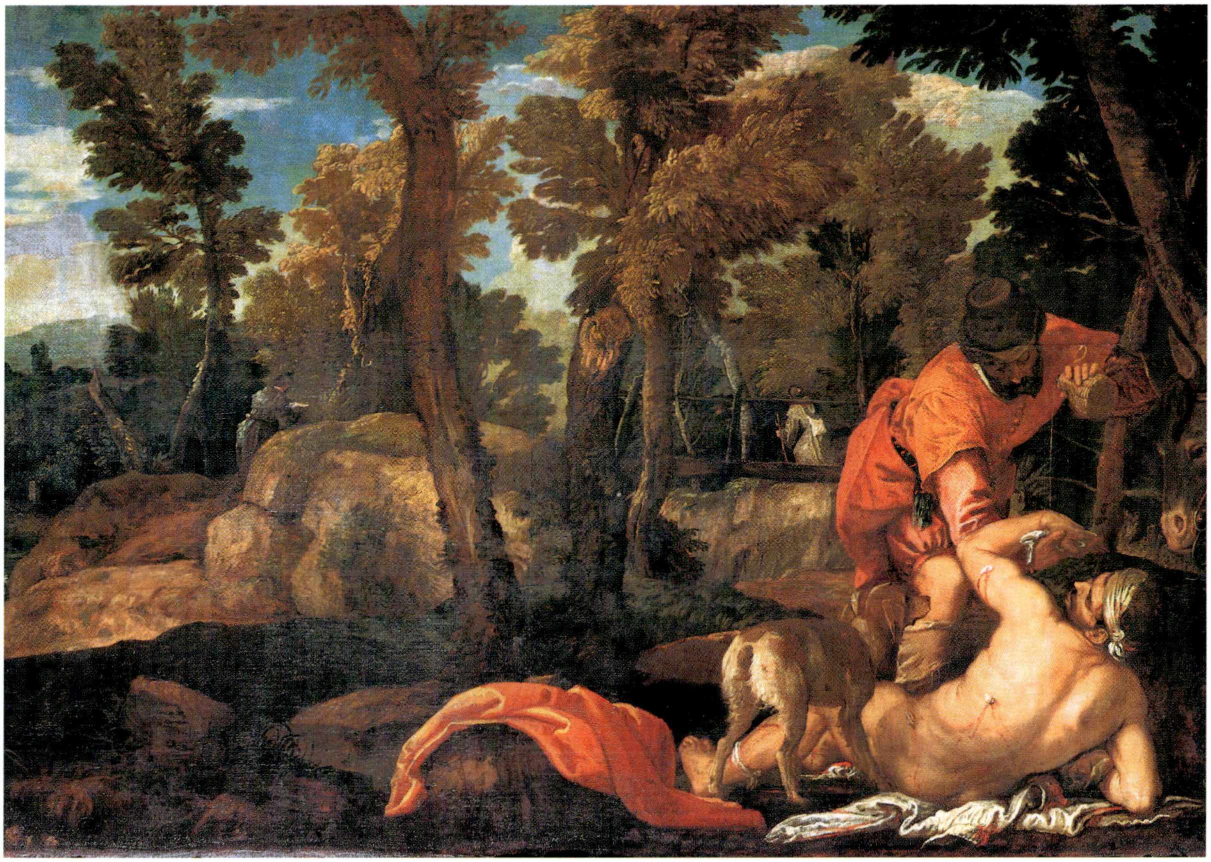

Bild 62
Paolo Calinari gen. Veronese, Der Barmherzige Samariter. Gemalt um 1575, Gemäldegalerie Dresden.

Nicht alle Bilder berühmter Maler können gezeigt werden. Adam Elsheimer, der Maler des deutschen Waldes, malte sein Samariterbild um 1600 vor dem Hintergrund alter Bäume. Es hängt im Louvre.

Bei Joachim von Sandrart hat der Samariter etwas väterlich Besorgtes an sich. Er richtet den Niedergeschlagenen auf, bevor er ihm erfrischende Essenzen verabreicht. Sein Bild aus dem Jahr 1632 hängt in der Pinacoteca di Brera.

Nicht immer ist der Helfer sympathisch, jedenfalls stellt ihn Luca Giordano unsympathisch dar.
Im Verhältnis zwischen dem Helfer und dem Betreuten braucht es auch keine Sympathie.
Wo Abneigung im Spiel ist, kann diese vielleicht durch die Neugier überbrückt werden, die Neugier am anderen Menschen.

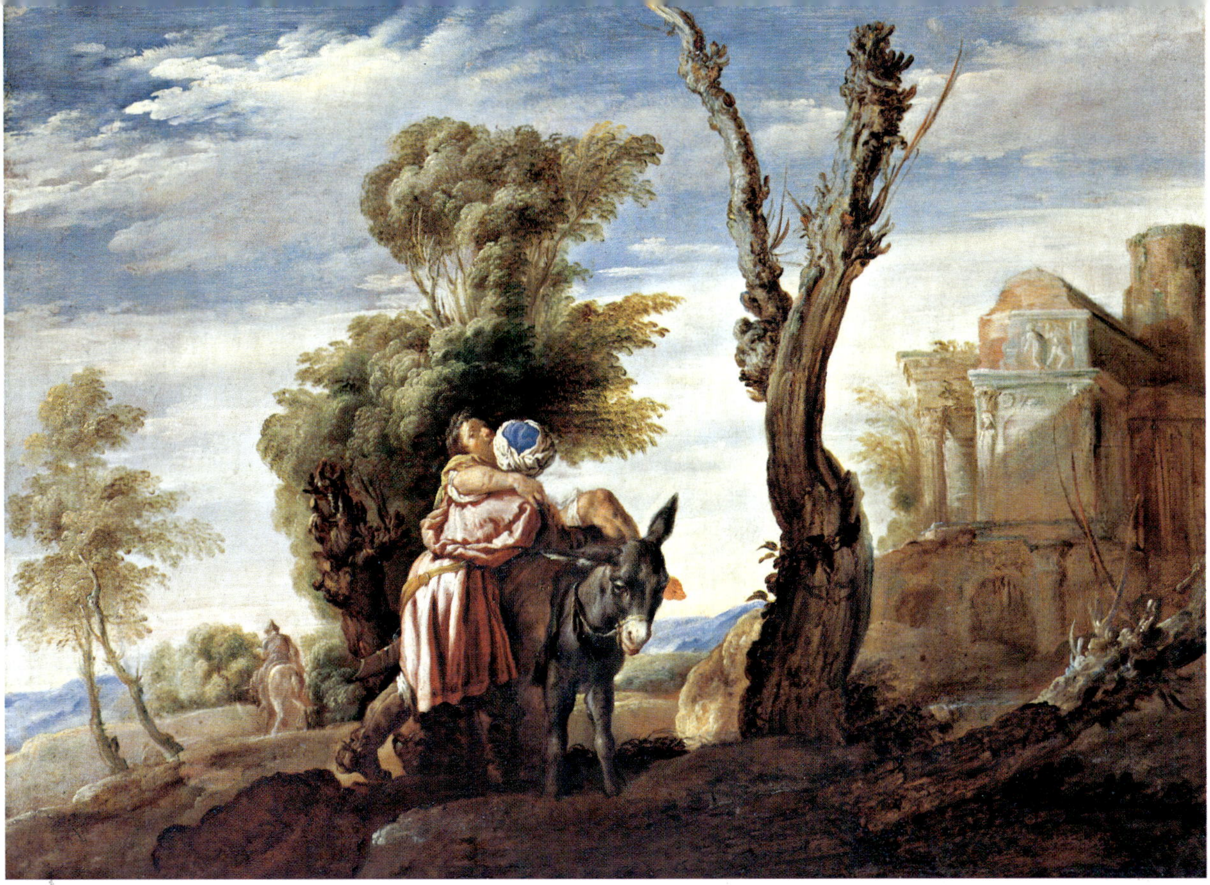

Bild 63
Domenico Fetti (1589–1624), Der Barmherzige Samariter um 1620. Gemäldegalerie Dresden.

Bild 64
Luca Giordano (1632–1705 Neapel), Der Barmherzige Samariter. Musée des Beaux Arts, Rouen.

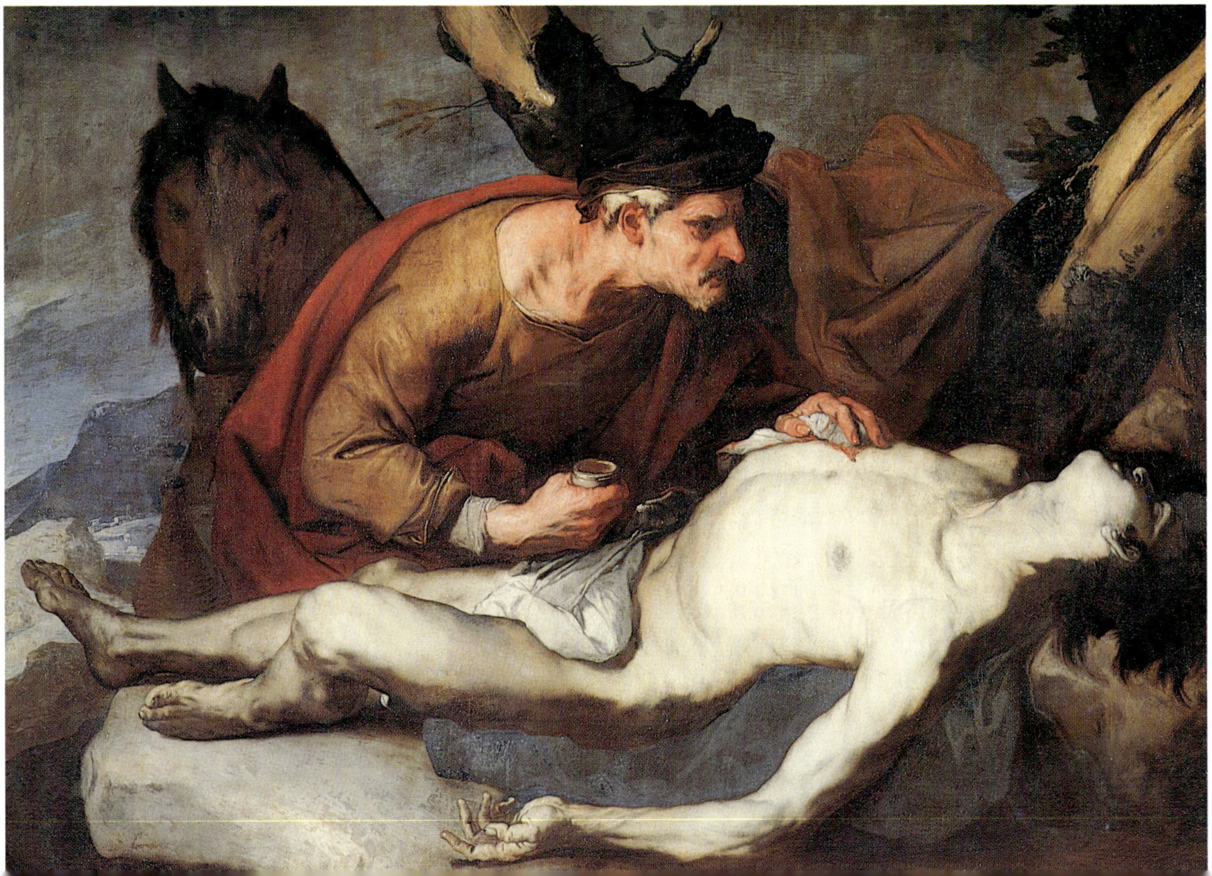

Während die Maler im 16. Jahrhundert meist den Samariter über den Verletzten gebeugt zeigen, wird im 17. Jahrhundert die Aktion des Samariters, der den Verletzten auf sein Reittier hebt, zum Mittelpunkt. Bei Fetti erinnert ein verdorrter Baum an die Bußpredigt von Johannes dem Täufer, der seinen Hörern zugerufen hatte: »Es ist die Axt den Bäumen an die Wurzel gelegt. Jeder Baum, der nicht gute Frucht bringt, wird abgehauen und ins Feuer geworfen.« (Lukas 3,9)

Kein Maler hat sich dem Barmherzigen Samariter so häufig gewidmet wie Rembrandt, allerdings mehr in Zeichnungen als in Gemälden. Die vorhandenen Gemälde in Berlin und Paris sind so nachgedunkelt, dass man auf den Kupferstichen, die nach den Gemälden entstanden, mehr erkennen kann. Im Gegensatz zu den meisten anderen Malern war für Rembrandt die Herberge wichtig. Die Verhandlung des Samariters mit dem Herbergswirt stellte er immer wieder dar. Sein Stil darin ist unnachahmlich und ist auch nie nachgeahmt worden. Zwischen der Mitte des 17. und der Mitte des 19. Jahrhunderts war das Samaritergleichnis für Maler offenbar kein Thema. Erst mit der Gründung von karitativen Werken findet seit Mitte des 19. Jahrhunderts das Thema wieder breiteres Interesse und Künstler werden damit beauftragt. Seit der Bibelillustration von Julius Schnorr von Carolsfeld

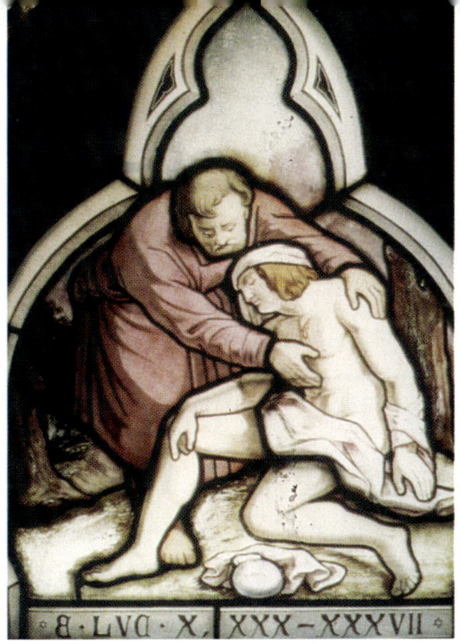

Bild 65
Fenster am Kreuzgang des Klosters Ebstorf. Heinrich Horn, 1850/53.

Mitte des 19. Jahrhunderts gehört die Illustration des Gleichnisses zum Standard von Bilderbibeln. Diese Illustrationen haben zum Teil ein hohes künstlerisches Niveau. Das gilt auch für heutige Kinderbibeln, doch erstaunt es, dass in vier von 19 weit verbreiteten Kinderbibeln das Samaritergleichnis fehlt. Sollen Kinder nicht mehr zur Beachtung des Nächsten erzogen werden?
Um die Jahrhundertwende und Anfang des 20. Jahrhunderts entstanden bedeutende Bilder. Leider muss festgestellt werden, dass heutzutage in Ausstellungen, Katalogen und angeblich vollständigen Werksverzeichnissen religiöse Bilder oft unterschlagen werden. Nur so ist es zu erklären, dass das Bild von Vincent van Gogh wenig bekannt ist. Er malte es in seinem letzten Lebensjahr. Wenn man es mit dem Bild von Delacroix vergleicht, fällt die Spiegelbildlichkeit auf. Es ist alles andere als eine Kopie. Übrigens hatte van Gogh, ebenfalls durch ein Bild von Delacroix angeregt, ein Jahr zuvor eine Pietà gemalt. Auch sie findet man selten in Van-Gogh-Katalogen.

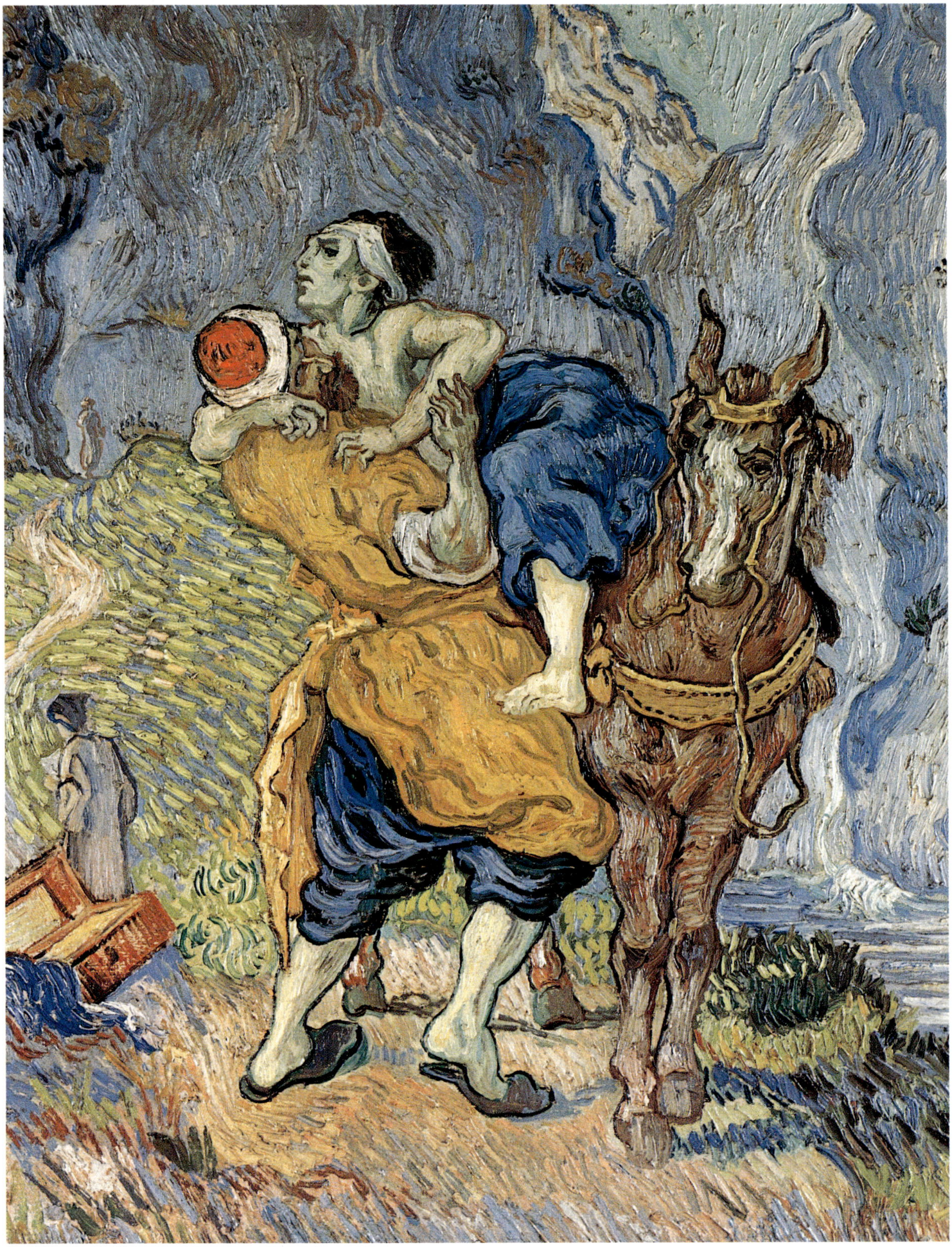

Bild 66
Vincent van Gogh (1853–1890), Der Barmherzige Samariter. 1890, Museum Kröller-Müller, Otterlo.[74]

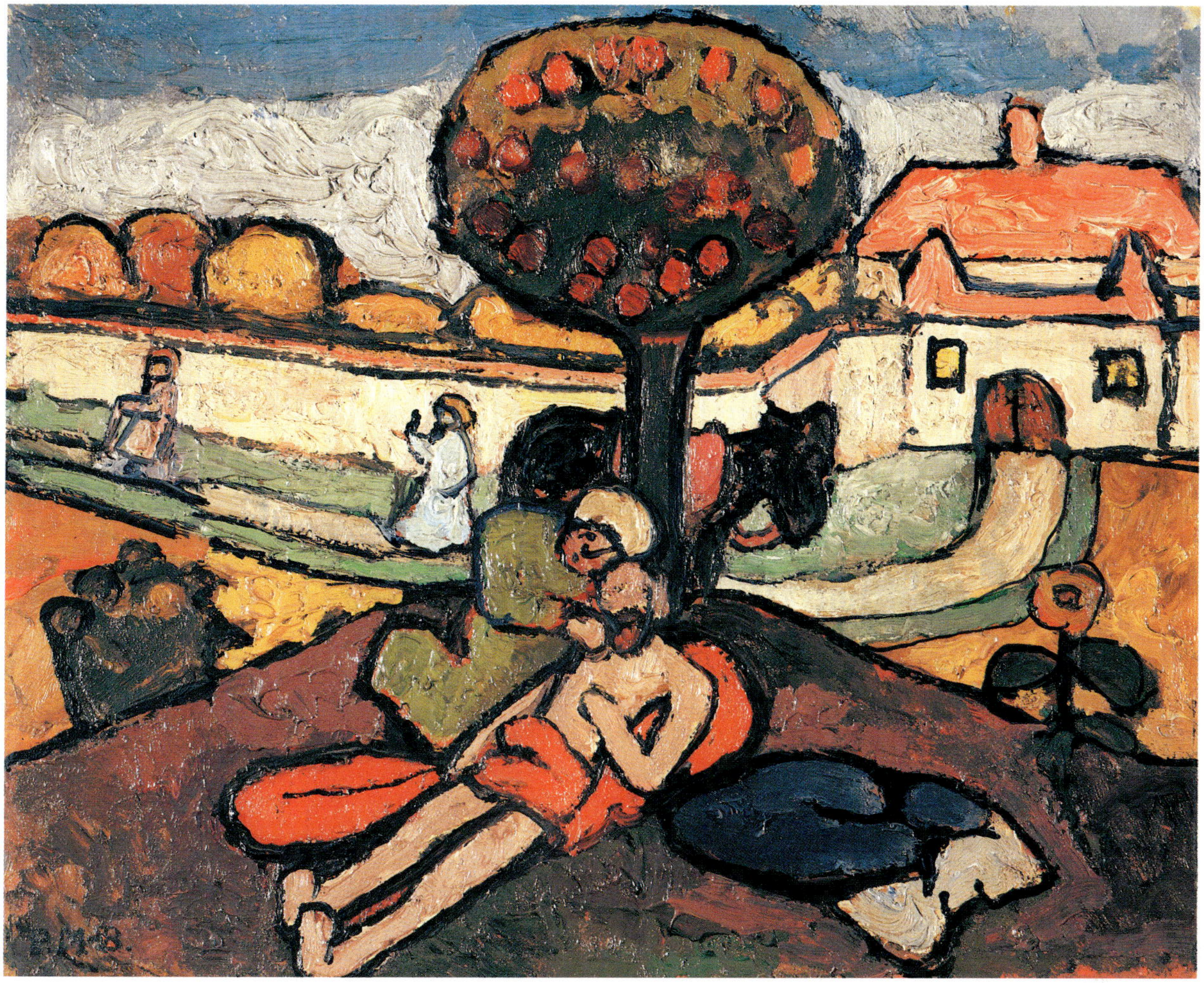

Bild 67
Paula Modersohn-Becker (1876–1907) malte dieses Bild in ihrem letzten Lebensjahr, als sie ihren Mann pflegte, der sie dann um 36 Jahre überlebte. Kunsthalle Bremen, Sammlung Roselius.

Bis zum Ende des 18. Jahrhunderts hatten bei aller Verschiedenartigkeit der Darstellung alle Bilder einen erzählenden Charakter. Vom 19. Jahrhundert an wurden Samariterdarstellungen mehr und mehr zur religiösen Allegorie der Nächstenliebe und Barmherzigkeit. Von Ausnahmen abgesehen sind die Bilder des 20. Jahrhunderts weniger erzählend und mehr symbolhaft. Es wird kaum versucht, die Schreckensbilder von zeitgenössischen Unfällen wiederzugeben, auch wird nie die Verfolgung der Räuber oder eine polizeiliche Tatbestandsaufnahme einbezogen. Der helfende Samariter wird ganz aus dem Umfeld herausgenommen. Die heutigen Schadensbilder kennen wir nur zu gut und brauchen sie nicht malen zu lassen. Die Abbildung des Retters, auf den wir hoffen, hat dagegen Symbolcharakter und stärkt unsere Zuversicht.

Karl Caspar (1859–1956) ist heute ein fast vergessener Maler. Vielleicht liegt das an der Größe seiner monumentalen Bilder und daran, dass er sich vorwiegend mit biblischen Motiven befasste.

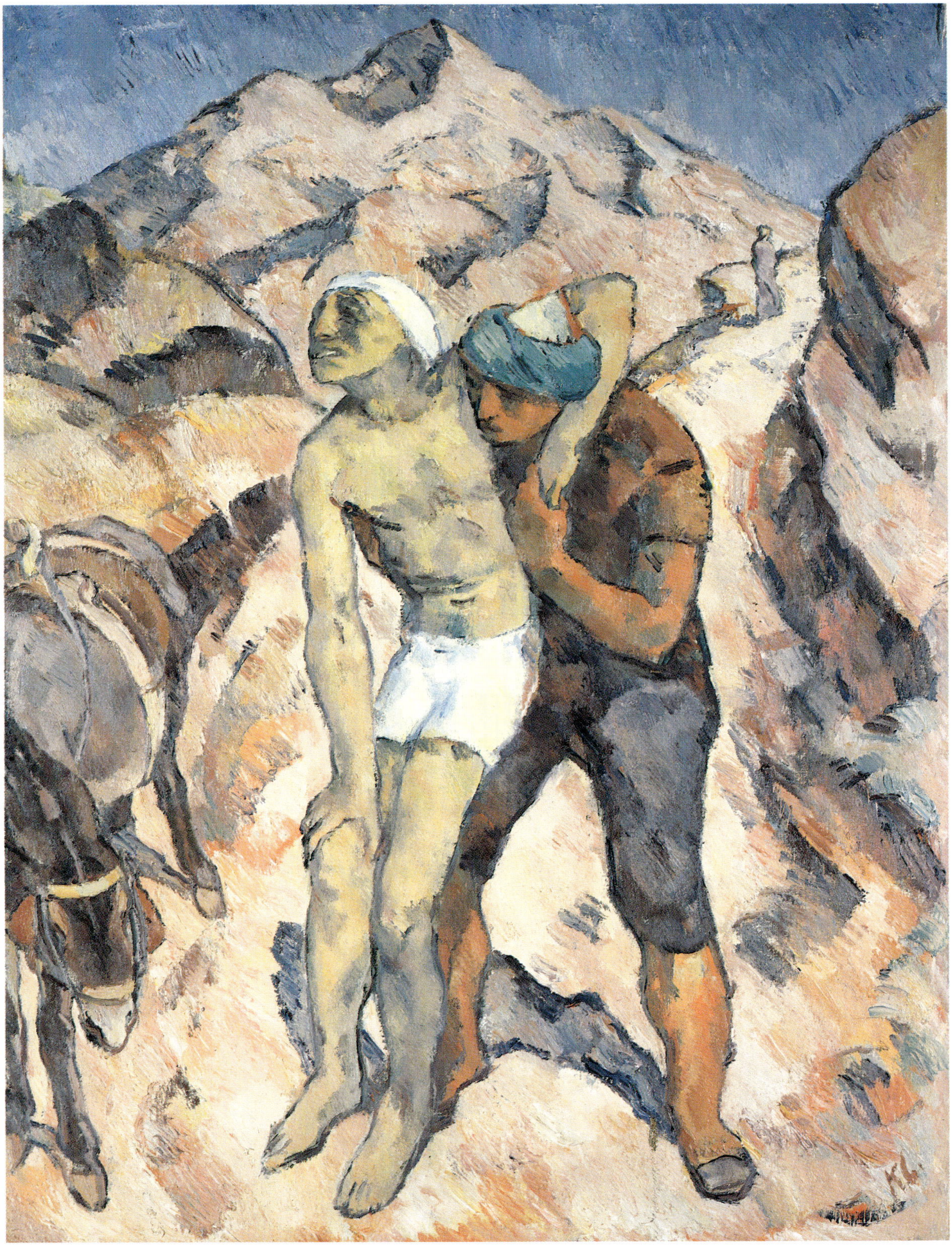

Bild 68
Carl Caspar (1859–1956), Der Barmherzige Samariter. Öl auf Leinwand, 1914, Zeppelin-Museum Friedrichshafen.

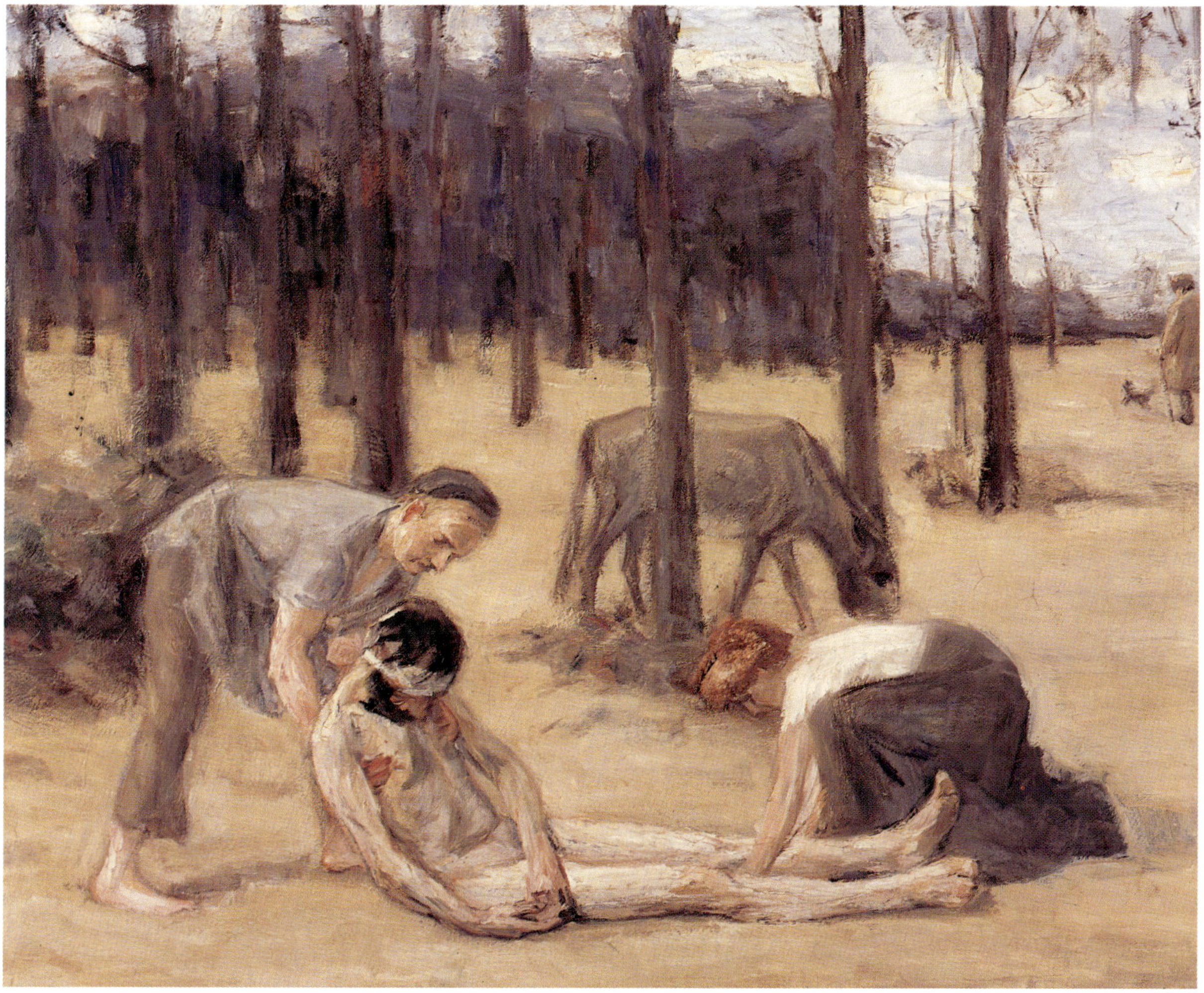

Bild 69
Max Liebermann, Der Barmherzige Samariter. Gemälde von 1911, Wallraf-Richartz-Museum/Museum Ludwig, Köln. Rheinisches Bildarchiv Köln.

Wenig bekannt sind die zahlreichen Zeichnungen und Bilder, in denen sich Max Liebermann (1847–1935), der Hauptmeister des deutschen Impressionismus, mit dem Barmherzigen Samariter befasst hat. Kataloge seiner Werke lassen dieses religiöse Thema gern aus. Liebermann gibt dem Samariter eine Frau zur Seite. Die Gestalt des verletzten Menschen auf der Straße zeigt bei ihm Ähnlichkeiten zu seinen Entwürfen zu Hiob. Ihm geht es um das menschliche Elend, das unser Mitleid fordert und unserer Hilfe bedarf. Er verlegt die Szene in eine märkische Landschaft.

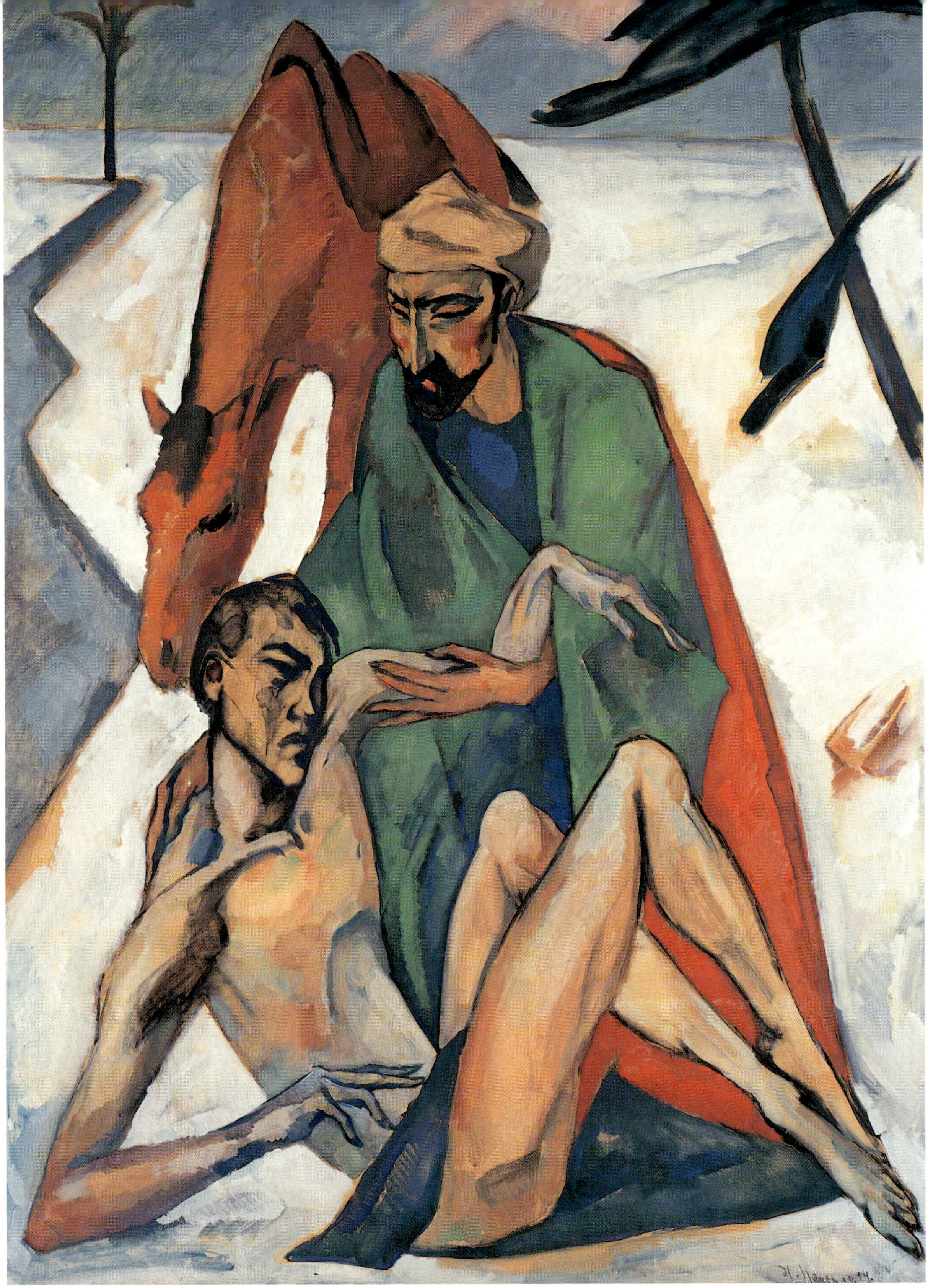

Bild 70

Heinrich Nauen, (1880-1940), Der Barmherzige Samariter. 1914, Tempera auf Papier auf Leinen, Wallraf-Richartz-Museum, Köln.

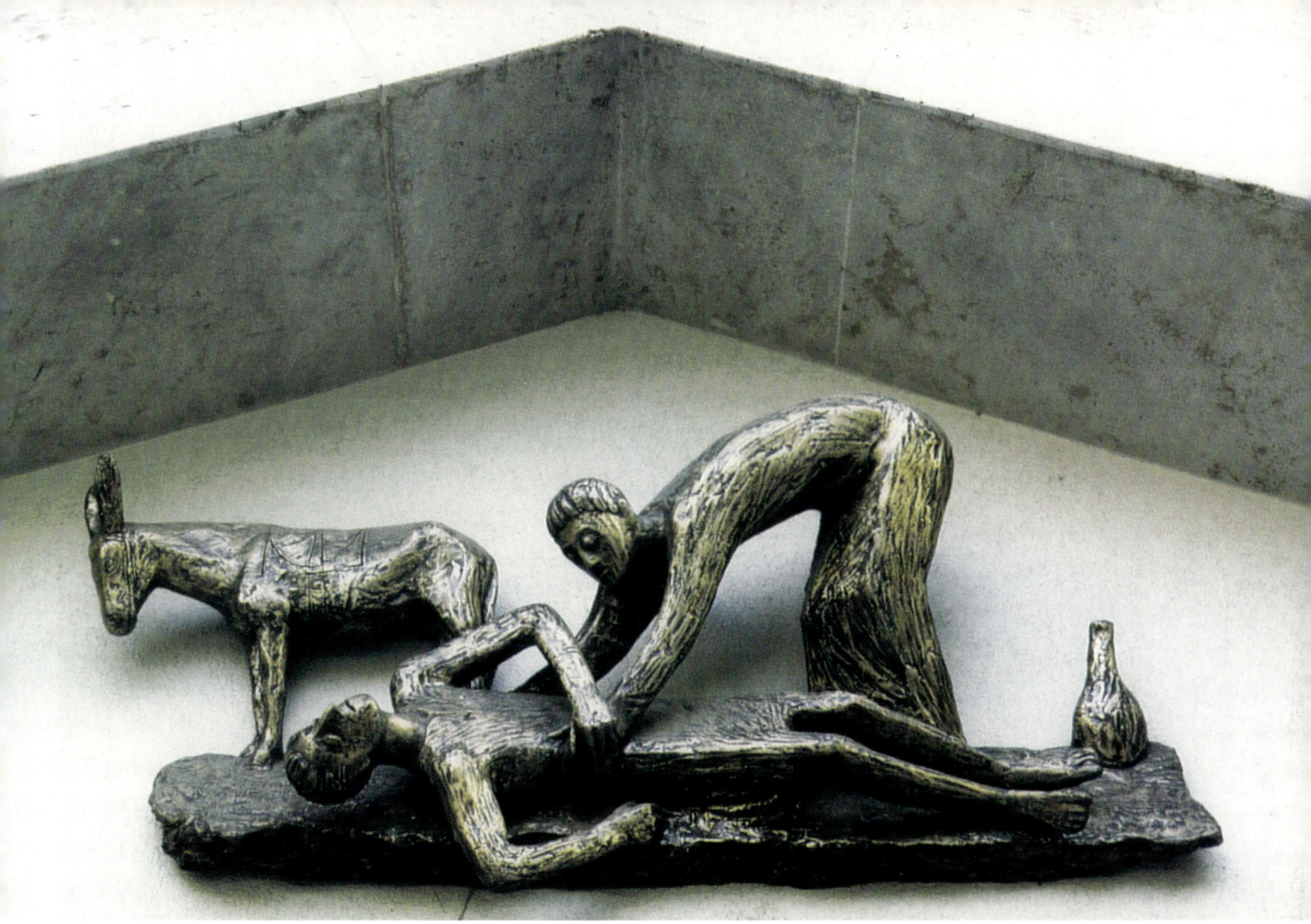

Bild 71
Plastik über dem Eingang des Ärztehauses Unterfranken in Würzburg. Bernhard Hartmann-Lintel, 1959.

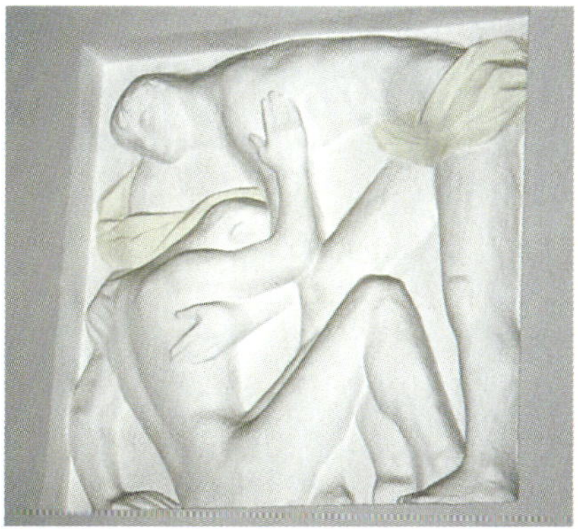

Bild 72
Heinrich Habel.
1951, Relief im Bayerischen Staatsministerium des Inneren München, Odeonsplatz.

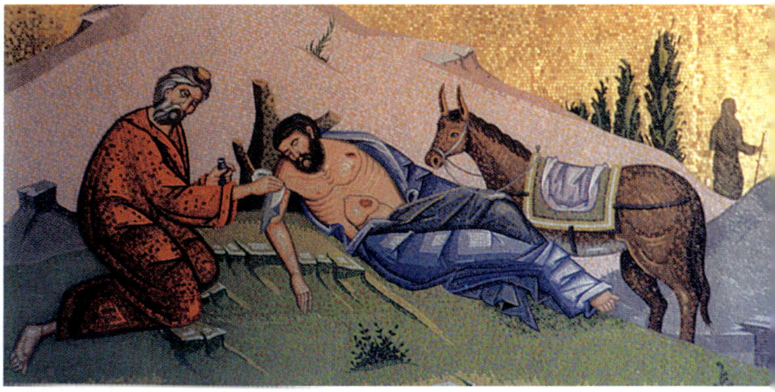

Bild 73
Wandmosaik im Kloster Kykko (Zypern) ca. 1980.

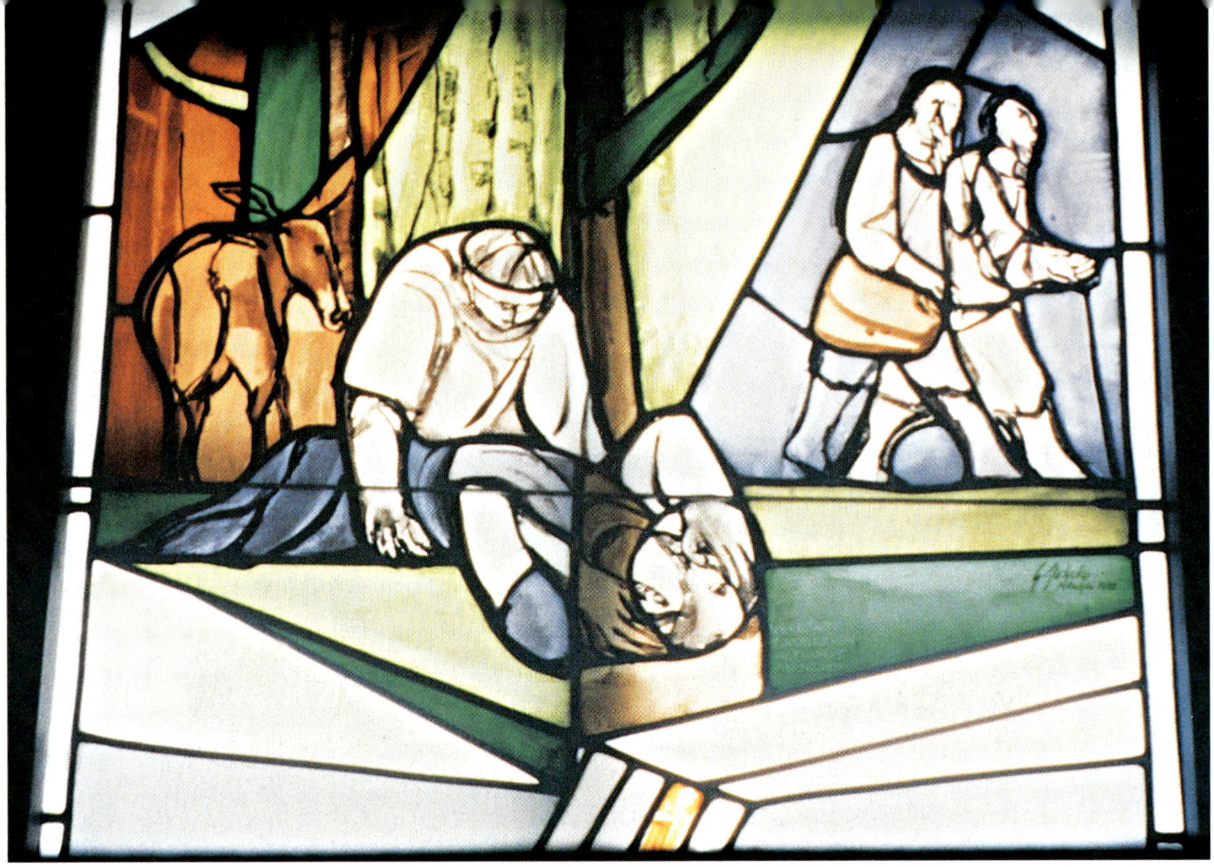

Bild 74
Gerd Jähnke, Fenster der Samariterkirche in München-Freimann, 1976/80.

Wenn man von Glasfenstern absieht, wurden alle bekannten Darstellungen vom Samaritergleichnis des 20. Jahrhunderts nicht in Kirchen, sondern an öffentlichen Gebäuden und öffentlichen Plätzen angebracht. Die Bilder dieser Seiten zeugen davon. Krankenhäuser, Altenheime, Ärztehäuser zeigen als Gebäudeschmuck das Gleichnis. Auch im Bayerischen Innenministerium ist ein Relief mit der Darstellung des Barmherzigen Samariters zu finden. Ist doch das Innenministerium wie in allen Bundesländern für den Rettungsdienst und verwandte Bereiche zuständig.

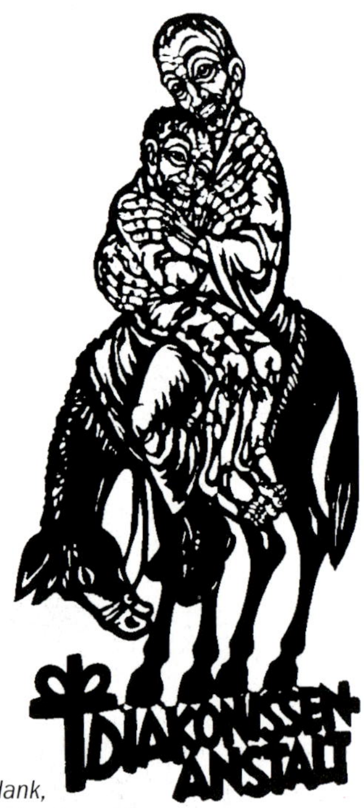

Bild 75
Walter Habdank,
Der Barmherzige Samariter.
1987, Fassadenbild aus Metallblech,
Diakoniewerk München-Maxvorstadt.

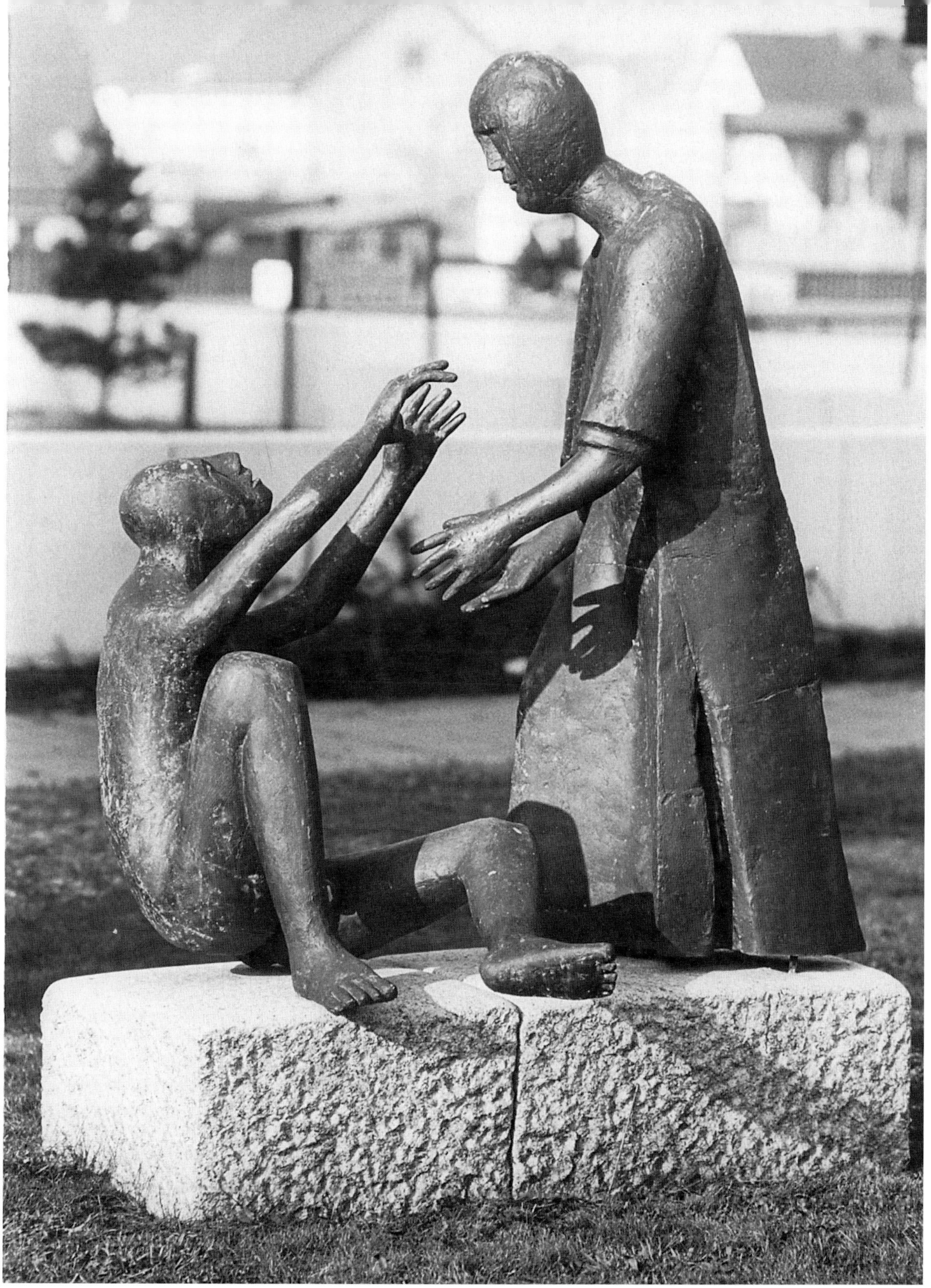

Bild 76
Egon Stöckle, Barmherziger Samariter. Bronze, 1979 am Seniorenheim des Bayer. Roten Kreuzes, München-Kieferngarten.

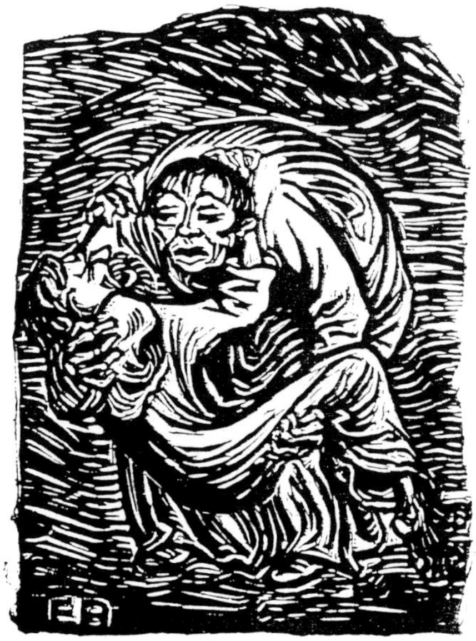

A

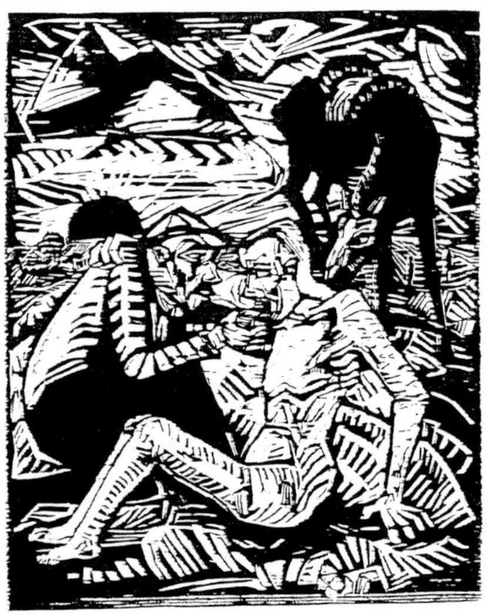

B

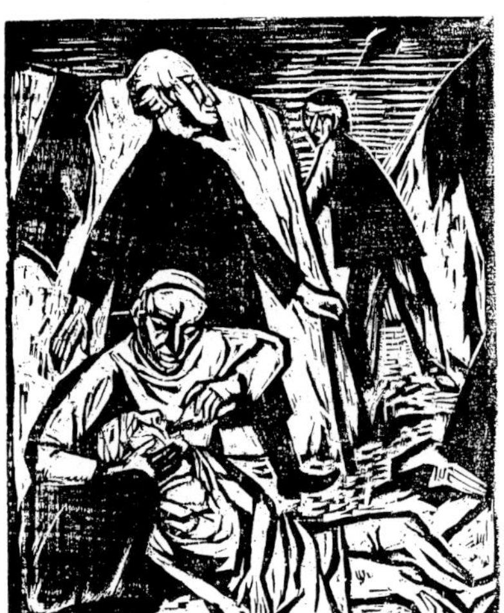

C

Maler und alle anderen bildenden Künstler haben die Möglichkeit, in ihren Werken Schwerpunkte zu setzen und den Personen Charakteristika zu geben, die ihre eigene Auffassung ausdrücken. Für das Samaritergleichnis haben Maler hervorgehoben:

– Das Leid des elenden Menschen, dem geholfen werden muss.
  Der Niedergeschlagene wird manchmal bewusstlos, manchmal mit offenen Augen, manchmal mit sichtbaren Schmerzen gemalt.
– Die Besonderheit des Samariters, der oft als Fremdling dargestellt wird, gelegentlich sogar als unsympathische Person.
  Er wird entweder als mitleidender, behutsamer Helfer gemalt oder als starker Mann, der den Verletzten auf sein Pferd hebt.
  Der Samariter wird im Allgemeinen als reicher Mann abgebildet. Das wird durch sein Reittier, kostbares Zaumzeug, seine Kleidung oder durch mitreisende Diener ausgedrückt.
– Die geringe Bedeutung von Priester und Levit, die nur klein im Hintergrund zu finden sind. Auf den meisten Bildern sehen wir nur ihre Rücken. Die Abbildung ihrer Gesichter wird nur selten für wichtig gehalten.

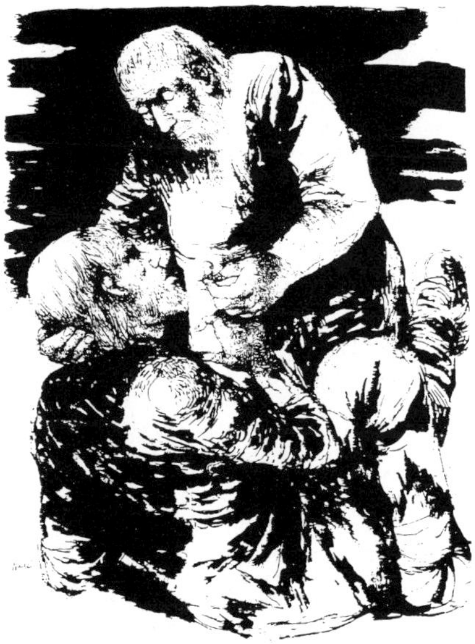

D

– Der Wirt mit seiner Herberge und die Verhandlungen des Samariters mit dem Wirt finden, außer bei Rembrandt, bei Malern erstaunlicherweise keine Aufmerksamkeit.
– Vom Disput Jesu mit dem Schriftgelehrten über das Thema »Wer ist mein Nächster« wurde außer dem Bild in diesem Buch kein Bild gefunden.

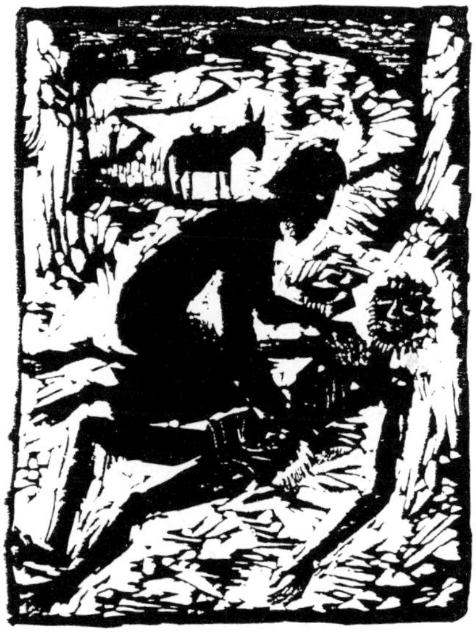

E

Bild 77 A-F
Ab Mitte des vorigen Jahrhunderts entstehen viele Grafiken zum Thema des Barmherzigen Samariters. Hier werden Werke gezeigt von
Ernst Barlach (1870–1938) **A**
Erich Heckel (1883–1970) **B**
Hans Jüchser (1894–1977) **C**
Hanna Nagel (1907–1975) **D**
Willi Dirx (1917)* **E**
desgleichen von Willi Dirx. **F**

Wie Albert Bloch im Bild 38 verlegt Willi Dirx in seinem Bild F die Hilfe des Samariters in die Stadt, hier sogar in eine belebte Straße unter Menschen, die neugierig zuschauen.

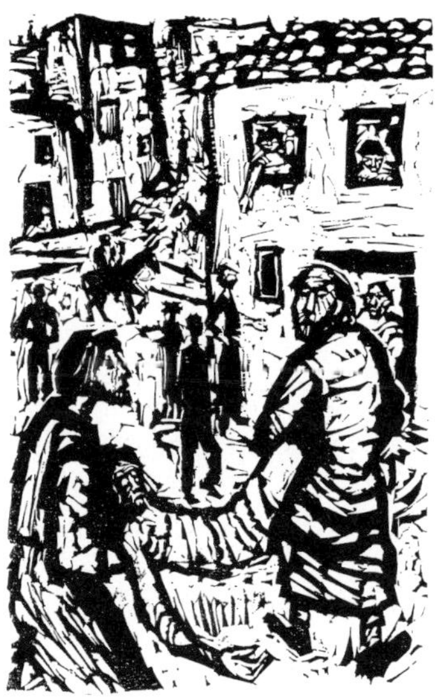

F

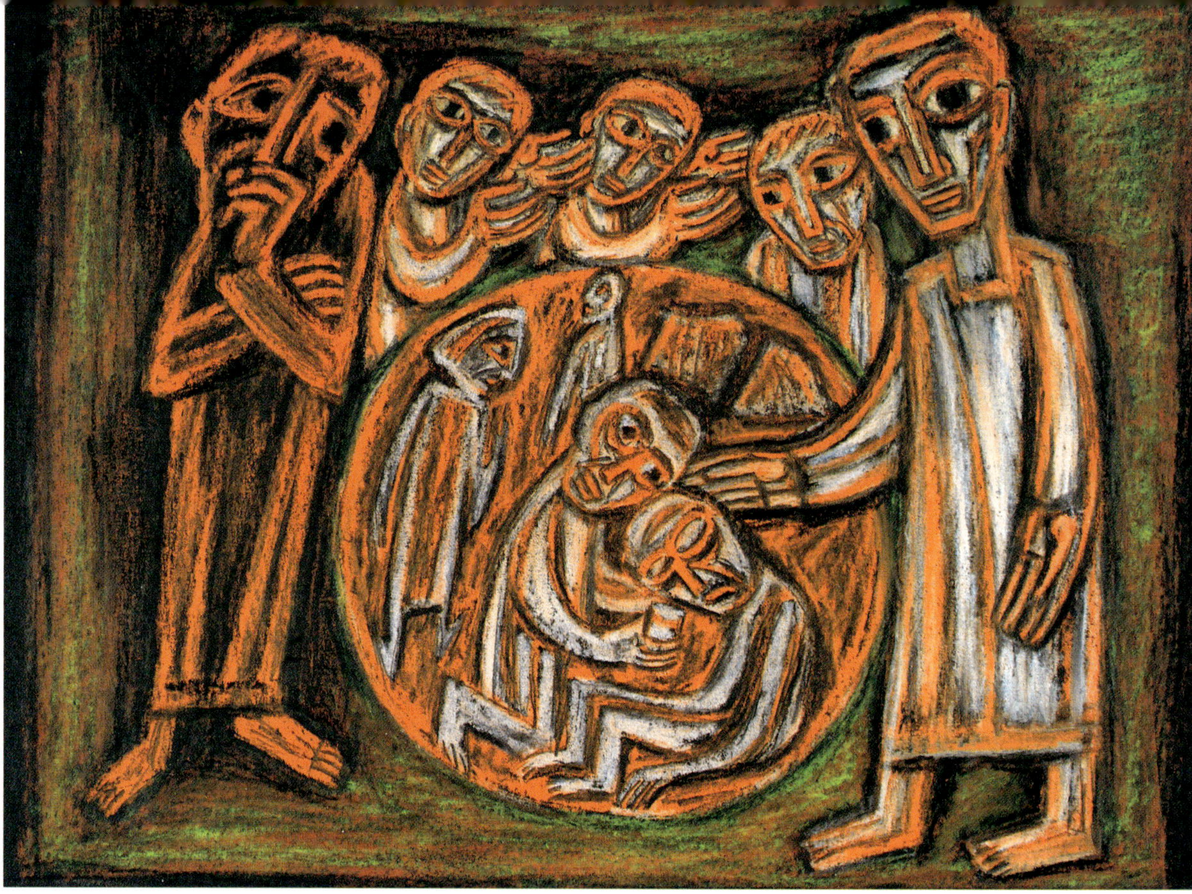

Bild 78
*Hans Georg Anniés (*1930), Der Barmherzige Samariter. Farbige Kreidezeichnung, 1968.*

Bemerkenswert ist die farbige Kreidezeichnung von Hans Georg Anniés (*1930), die 1968 als Illustration für das Christenlehrebuch »Das Wort läuft« entstand. Im Mittelmedaillon erkennen wir die Hilfeleistung des Samariters am Verletzten. Der Samariter stillt – wie in Bild 58 – symbolhaft den Durst des Niedergeschlagenen. Hinter der Gruppe im Medaillon verschwinden zwei Gestalten. Sie blicken sich neugierig um, fühlen sich aber offenbar nicht betroffen oder sind froh, dass ein anderer sich um den Verletzten bemüht.
Rechts ist der abgebildet, der die Geschichte erzählt: Jesus. Er ist größer und heller als die anderen Personen. Er hat seine Hand auf den Kopf des Geschlagenen gelegt und berührt dabei auch den Kopf des Samariters. Jesus legt uns in seiner Geste die Geschichte gewissermaßen vor die Füße.
Die vier weiteren Personen sind Zuhörer. Der Mann links hat Bedenken oder Zweifel. Er distanziert sich zwar, ist aber nachdenklich geworden. Vielleicht ist mit ihm der Schriftgelehrte gemeint. Der rechte von den weiteren Zuhörern scheint die Skepsis des Schriftgelehrten zu teilen. Die anderen beiden geben durch ihre Handbewegung zu verstehen: Jesus hat recht, das ist ein gutes Beispiel. Bemerkenswert ist das Bild dadurch, dass es das Samaritergleichnis (bis auf die Herberge) vollständig anbietet.

8. Schlussbetrachtungen

Wer ist der Samariter?

Wer ist der Samariter? Ist er nur einer, der zufällig vorbeikam? Oder ist er einer, der gesandt wurde, Hilfe zu leisten?
Im Codex von Rossano aus dem 6. Jahrhundert ist der Samariter mit Christus-Nimbus dargestellt. 1400 Jahre später sah auch Albino Luciani, der als Johannes Paul I. im Jahr 1978 für 33 Tage Papst war, im Samariter Christus selbst, in den Räubern die Sünden und in der Herberge die den geschlagenen Menschen aufnehmende Kirche.[57]

In einem zeitgenössischen Wandmosaik verweist der helfende Samariter in einprägsamer Geste auf das Kreuz Christi, als wolle er sagen: Was ich hier tue, kann ich nur mit seiner Hilfe.[75]
In der Sakristei der Apostelkirche in München-Solln befindet sich – wie auf der nächsten Seite gezeigt – eine Bildanordnung, die noch andere Bezüge herstellt: Die Glasfenster greifen das Thema des 23. Psalms auf. Das obere Bild nimmt Bezug auf Vers 4: »Und ob ich schon wanderte im finstern Tal, fürchte ich kein Unglück.«

Bild 79
Wandmosaik im Krankenhaus der Barmherzigen Brüder in München 1956, nach Entwürfen des Priors Pater Eduard Leodiger ausgeführt.

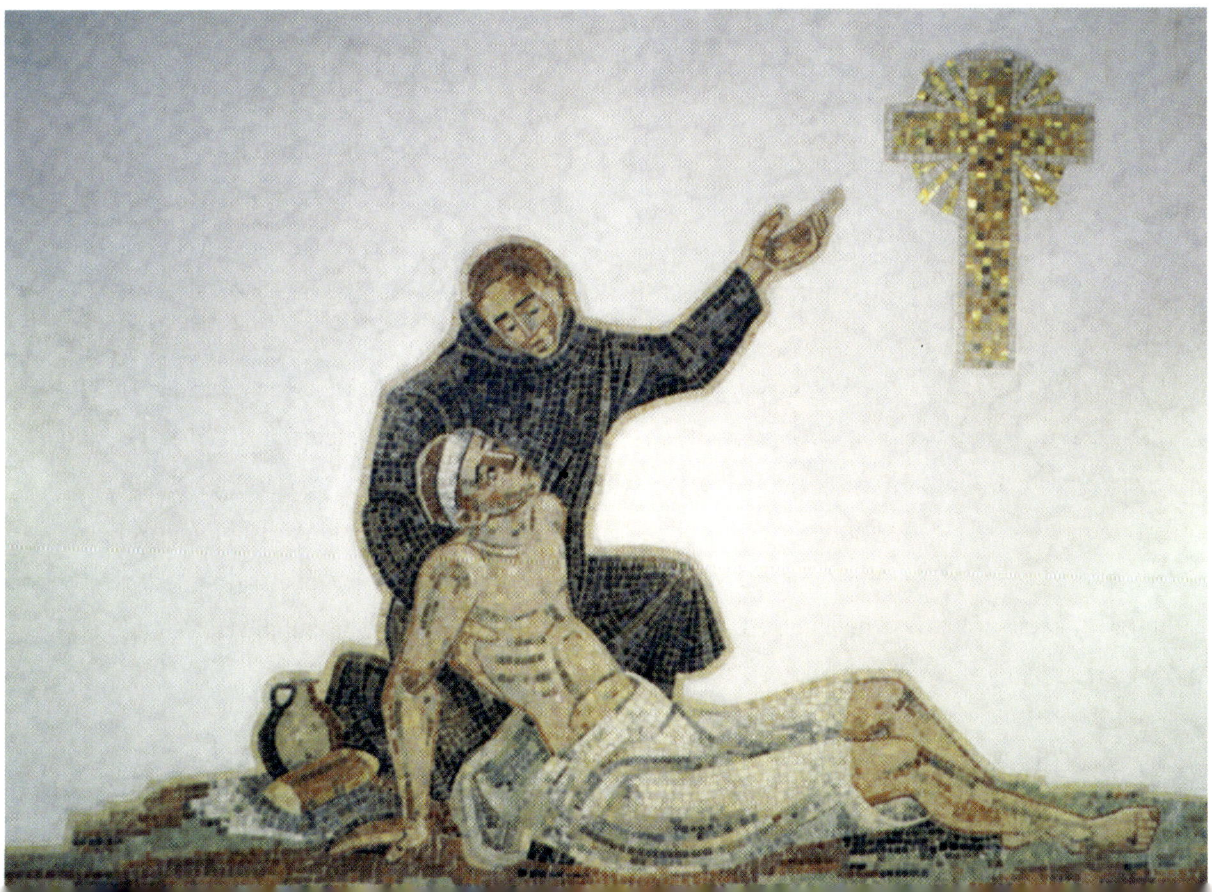

Der Regenbogen erinnert an den Bund Gottes mit den Menschen. Im Bild darunter sehen wir den Guten Hirten. Das untere Bild folgt dem letzten Vers des Psalms: »Gutes und Barmherzigkeit werden mir folgen mein Leben lang, ...« und stellt den Barmherzigen Samariter dar. Hier kann sich die Andacht auf Jesus als unseren Guten Hirten und unseren Herrn und »Samariter« richten. Die Führung, der Schutz und die Hilfe, die Christus verspricht, werden hier in einer sogenannten »Typologie«[76] sichtbar, die vom Regenbogen des Alten Bundes bis zum Kreuz führt, das (auf dem Bild nicht sichtbar) darunter auf dem Altar steht.

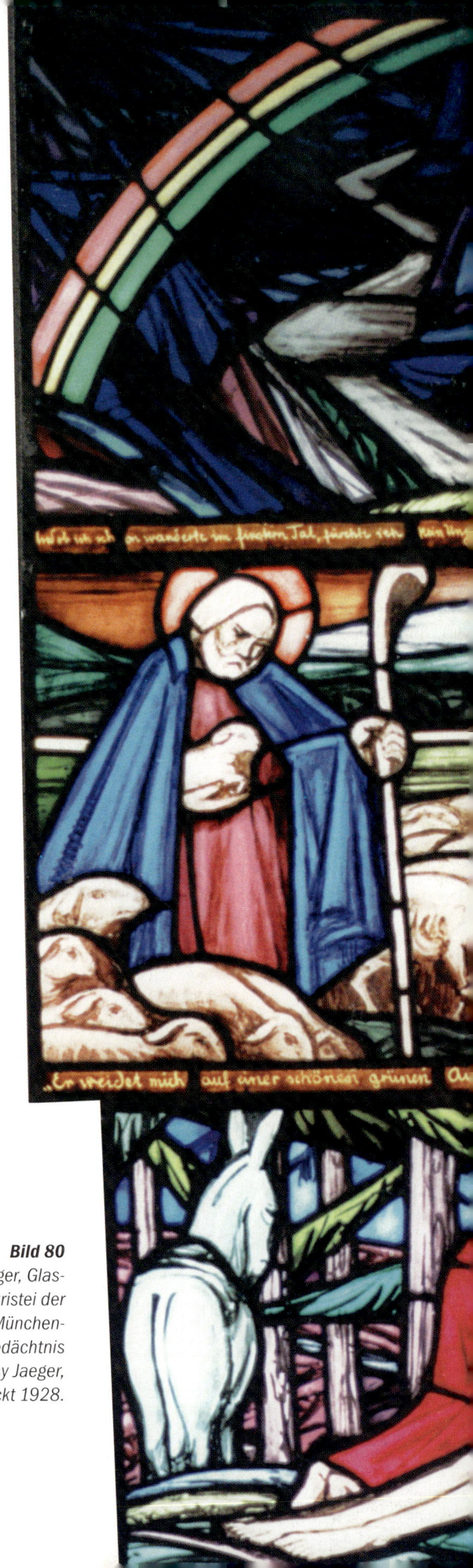

Bild 80
Gerhard Jaeger, Glasfenster in der Sakristei der Apostelkirche München-Solln zum Gedächtnis an Frau Rösy Jaeger, verunglückt 1928.

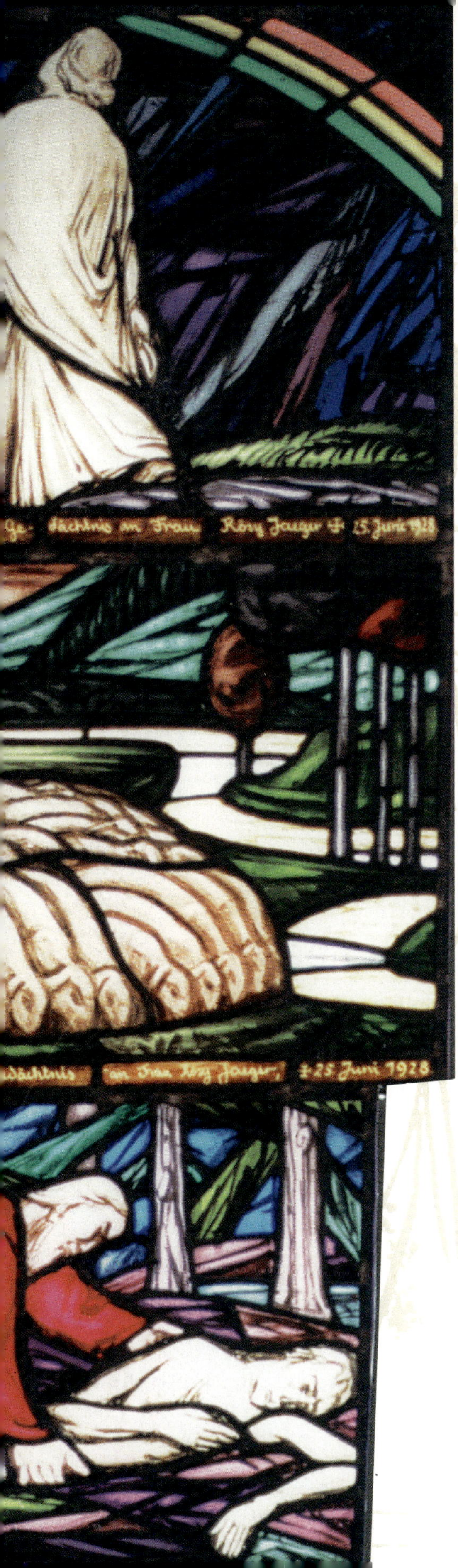

Der gute Hirte

23 EIN PSALM DAVIDS.
Der HERR ist mein Hirte / mir
wird nichts mangeln.
2 Er weidet mich auf einer grünen Aue /
und führet mich zum frischen Wasser.
3 Er erquicket meine Seele. / Er führet
mich auf rechter Straße um seines Namens
willen.
4 Und ob ich schon wanderte im finstern
Tal, / fürchte ich kein Unglück;
denn du bist bei mir, / dein Stecken und
Stab trösten mich.
5 Du bereitest vor mir einen Tisch / im
Angesicht meiner Feinde.
Du salbest mein Haupt mit Öl / und
schenkest mir voll ein.
6 Gutes und Barmherzigkeit werden mir
folgen mein Leben lang, / und ich werde
bleiben im Hause des HERRN immerdar.

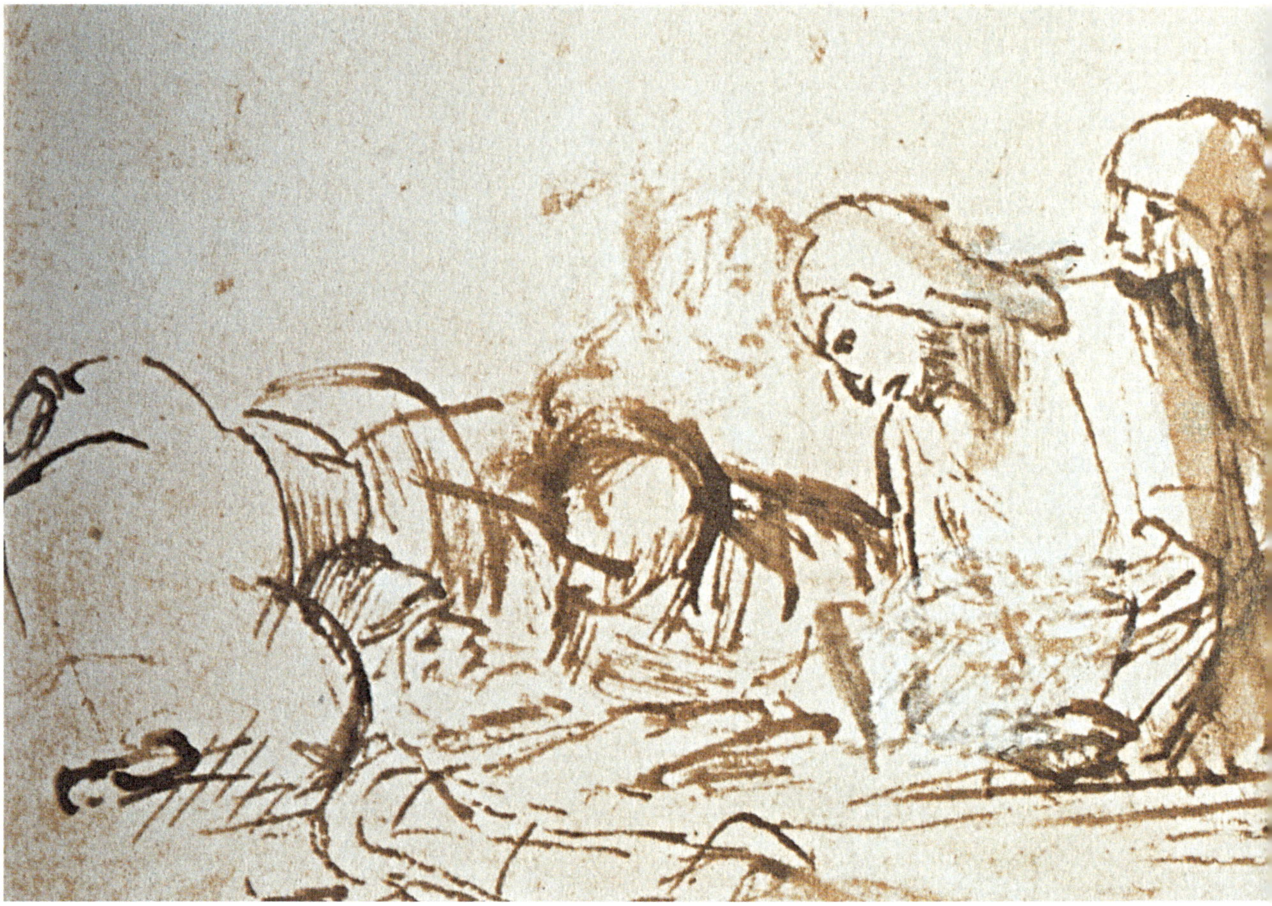

Menschen helfen Menschen

Wir können wenig Hoffnung haben, dass uns ein Naturereignis oder ein Tier rettet oder hilft. Dass uns in den meisten Situationen nur Menschen helfen können, ist eigentlich trivial. Es ist schon nicht mehr selbstverständlich, dass sie es tun. Wenn Mauerschützen einen Niedergeschossenen verbluten lassen, ohne ihm zu helfen, geschieht das entgegen ihrem Gewissen und abendländischer Ethik. Offenbar war ihnen befohlen, jegliches Mitleid zu unterdrücken.

Wer in Not ist, ruft um Hilfe, vielleicht betet er, wie das von einem Reisenden erzählt wird, der sich in einem Sumpfgelände verlaufen hatte. Es könnte auch ein Urwald oder eine Wüste sein, jedenfalls eine Gegend, in der wenig Hilfe zu erwarten war. Die Dämmerung brach herein, die Nacht versprach furchtbar zu werden. Gefahren lauerten ringsherum. Der Mensch betete so inständig, wie es seiner Not entsprach, zu Gott und bat um Rettung. Nach Stunden der Not und Verzweiflung kam ein Ortskundiger vorbei und geleitete ihn aus der Gefahr heraus. Überglücklich kehrte der Mensch in der

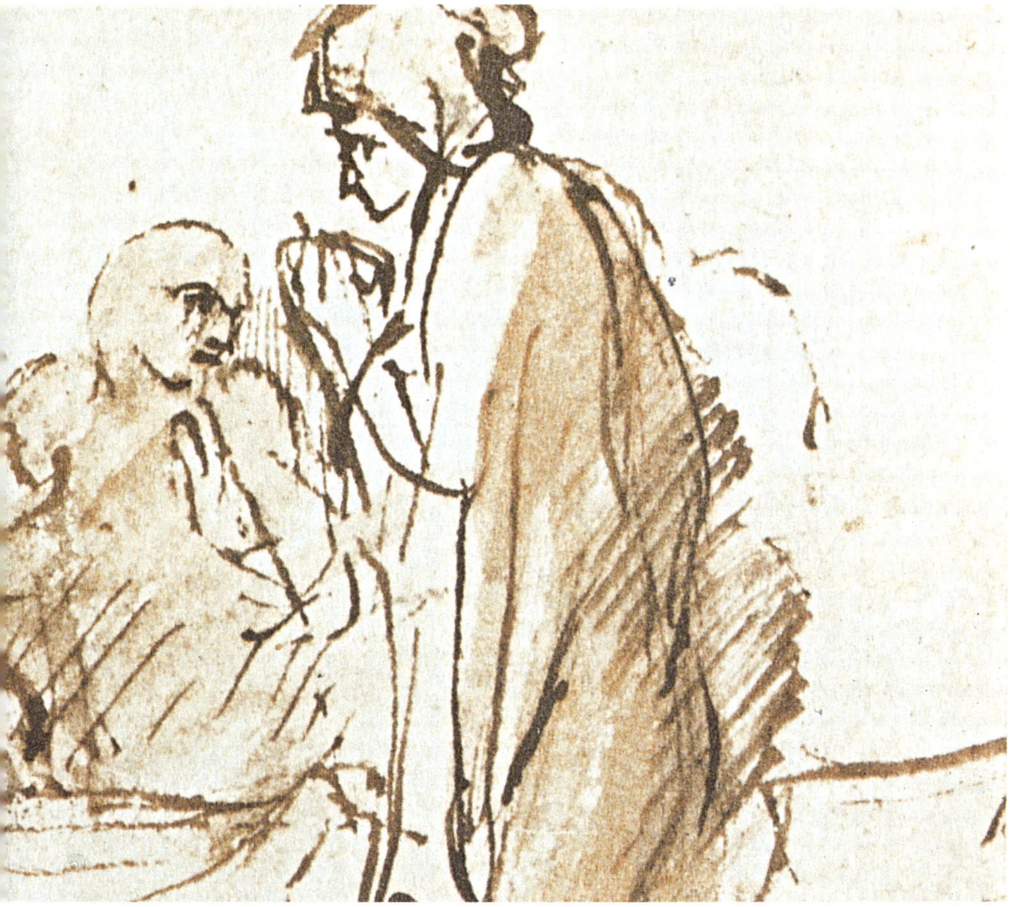

Bild 81
Rembrandt,
»Der barmherzige Christus«,
Feder mit Bister touschiert,
um 1656.
Britisches Museum London.

nächsten Gastwirtschaft ein und erzählte dort, wie er in Gefahr kam und doch dem Tode entrinnen konnte. Einer der Hörer fragte ihn: »Hast du Gott für deine Rettung gedankt?« Er antwortete darauf: »Ach nein, das war ja nicht mehr nötig, es kam ja ein Ortskundiger vorbei. Den habe ich gut entlohnt.«

Wie sollte Gott anders helfen als durch Menschen? So helfen im Auftrag Gottes Menschen ihren Brüdern und Schwestern in Not. Wer einen solchen Auftrag nicht verspürt, kennt die Botschaft nicht: Gehe hin und tue desgleichen, hilf deinem Bruder, denn selbst der geringste unter ihnen ist auch ein Bruder des Herrn, und was du ihm tust, das tust du an ihm, der zu deiner Erlösung gestorben ist. Für die Tat, zu der das Samaritergleichnis aufruft, stärkt Helferinnen und Helfer die Kraft der Gemeinschaft aller Helfenden und für ihre oft schwierigen Aufgaben das Erbarmen Gottes. Wir können sicher sein: wo Menschen Menschen helfen, ist Christus gegenwärtig.

*Schwerlich lässt
sich jemand
finden,
der nichts hat,
womit er
andern
helfen könnte.*

Augustinus

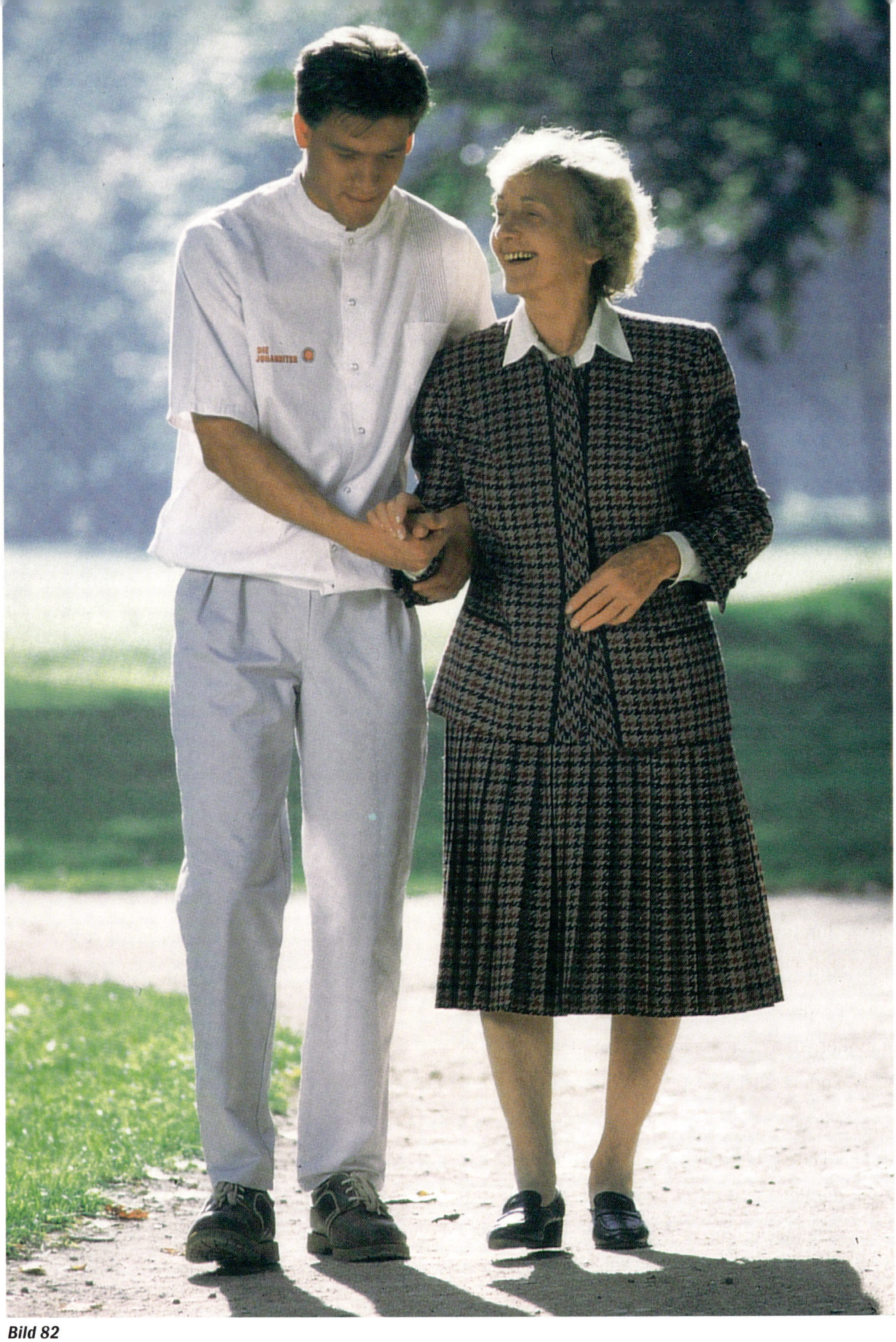

Bild 82

Schlusswort

Die Aufforderung, wie der Samariter zu handeln, liegt nicht im Trend unserer Zeit. Auf christlicher Grundlage hat sich bei uns ein Sozialstaat entwickelt, der dem Einzelnen vieles abnimmt, was er seinem Nachbarn schuldet. So werden viele Menschen immer ungeübter, direkt auf die Bedürfnisse ihres Nächsten einzugehen. Das gibt ihnen ein Alibi, am Mitmenschen vorbeizugehen und nach weiterer staatlicher Hilfe zu rufen. Dadurch verkümmern oft Eigenverantwortung in Familie und Nachbarschaft. Vom anderen ist nur die Rede, falls er nützlich ist. Der Wettbewerb scheint Barmherzigkeit nicht mehr zuzulassen.

Menschen kommen aber nicht ohne gegenseitige Hilfe aus. Kein Kind kann ohne die Hilfe von Erwachsenen aufwachsen. Grundwerte der Ethik werden von Mensch zu Mensch weitergegeben, nicht durch staatliche Verordnungen. Kein Lehrling kann ganz ohne persönliche Anleitung das lernen, was er zum Berufsleben braucht. Kein Kranker, kein gebrechlicher Mensch kommt ohne Hilfe anderer aus.

In der Präambel des Grundgesetzes der Bundesrepublik Deutschland ist von der Verantwortung vor Gott die Rede. In diese Verantwortung ist unsere ganz persönliche Verantwortung für unseren Nächsten eingeschlossen. Dieser Verantwortung wird vielerorts nachgekommen. Nie wurde durch soziale Einrichtungen so viel für Behinderte, Alte und Kranke getan wie heute. Der Staat kann dazu nur den Rahmen geben. Die Arbeit wird von Menschen getan.

Für viele Bereiche ist organisiertes Handeln nötig. Aber auch außerhalb von Organisationen sorgen sich ungezählte Menschen in ihrer Familie, als Nachbarn oder in selbstgewählter Aufgabe um Menschen, die Hilfe brauchen.

Allen, die in Gemeinschaft oder einzeln für Mitmenschen arbeiten, gebührt Dank, denn es darf nicht unterschätzt werden, welchen Beitrag diejenigen für unser Gemeinwohl leisten, die nicht alles dem Staat zuschieben. Ihre Bereitschaft sich um ihren Nächsten zu kümmern, bedarf immer gesellschaftlicher Anerkennung. Wenn diejenigen, die nur ihr eigenes ICH im Blickfeld haben, die Oberhand gewinnen würden, dann bräche unser Gemeinwesen zusammen.[77]

Nächstenliebe ist in einer anonymen Globalisierung ein lebenswichtiges Anliegen. Dieses Buch soll unser Gewissen schärfen und zur Barmherzigkeit sowie zur Bereitschaft anregen, nach Kräften zu helfen, wo wir Not erkennen. Die Geschichte vom Barmherzigen Samariter aus dem Lukas-Evangelium gibt dazu eine gute Anleitung.

Anmerkungen

1 Ursula Nuber, a. a. O., S. 157

2 Heutige Theologen verwenden für den Text Lk 10, 25–37 den Ausdruck »Beispielerzählung«, da nach ihrem Verständnis nur solche Texte als Gleichnisse anzusehen sind, die sich auf das Himmelreich beziehen. Für dieses Buch wird aber die in Laienkreisen mehr verbreitete Bezeichnung »Gleichnis« beibehalten, auch deshalb, weil es ja nicht nur um das geht, was der Samariter tat, sondern um die Frage des Schriftgelehrten und die Antwort Jesu darauf.

3 Im Sinne von Viktor E. Frankl »Der Mensch vor der Frage nach dem Sinn«, a. a. O., S. 16, könnte dieses Buch ein Therapeutikum sein.

4 Im Neuen Testament wird an 27 Stellen über Dialoge von Jesus mit Schriftgelehrten oder Pharisäern berichtet. Es gibt aber nur wenige Bilder, die Jesus in der Debatte mit seinen Gegnern zeigen. Die meisten Bilder beziehen sich wie dieses auf die Frage nach dem Zinsgroschen (Mt 17, 24–27).

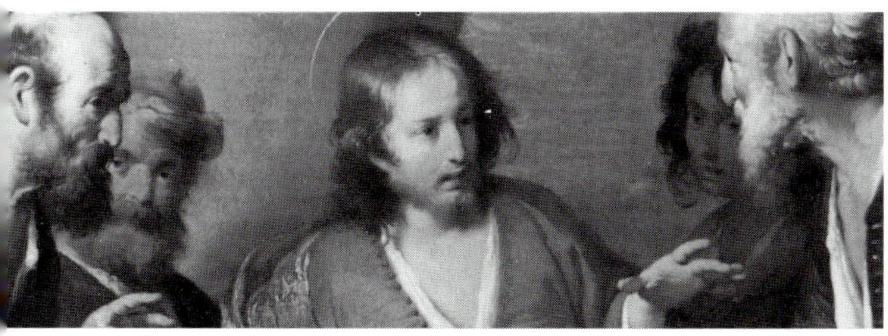

5 Auch bei der Heilung der Aussätzigen (Lk 17, 11–19) stellt Jesus einen Samaritaner als Vorbild vor.

6 2. Kön 17, 24–41

7 Einen Samariter als beispielhaften Helfer herauszustellen, war zu damaliger Zeit ebenso herausfordernd, wie wenn in der Hitler-Zeit erzählt worden wäre, ein Jude habe einem SS-Mann geholfen, oder heute, ein RAF-Terrorist habe einen Bankdirektor gerettet. Auch wären wir heute unangenehm berührt, wenn ein Asylant aus einem anderen Kulturkreis als Muster der Hilfsbereitschaft hingestellt würde.

8 Mit den orientalischen Erzählungen, die Jesus mit neuer Interpretation für seine Gleichnisse verwendet, befasst sich R. D. Aus in »Unerwartete Barmherzigkeit. Untersuchungen zur Beispielgeschichte des Barmherzigen Samariters« in ANTZ, Band II, Institut Kirche & Judentum, Berlin 1988.

9 Für die Wiedergabe des Textes wurde die revidierte Lutherübersetzung von 1984 gewählt. Die Einheitsübersetzung von 1980 weist neben der Modernisierung der Sprache folgende Abweichungen auf: Der »Schriftgelehrte« wird als »Gesetzeslehrer« bezeichnet; er fragt nicht danach, womit das ewige Leben zu »ererben«, sondern wie es zu gewinnen sei. Jesu Aufforderung am Schluss lautet in der Einheitsübersetzung: »Dann geh und handle genauso!«

Der Vers 33 liest sich in der Einheitsübersetzung jedoch mit deutlich anderer Betonung: Statt »**er (der Elende)** jammerte ihn« formuliert die Einheitsübersetzung: »**Er (der Samariter)** hatte Mitleid.« Bei Luther steht der Bedürftige, dem Sinn des Gleichnisses entsprechend, im Nominativ; in der Einheitsübersetzung jedoch der Samariter. Luther folgt dem Gleichnis, indem er alles vom Bedürftigen aus und nicht vom Helfer her sieht.

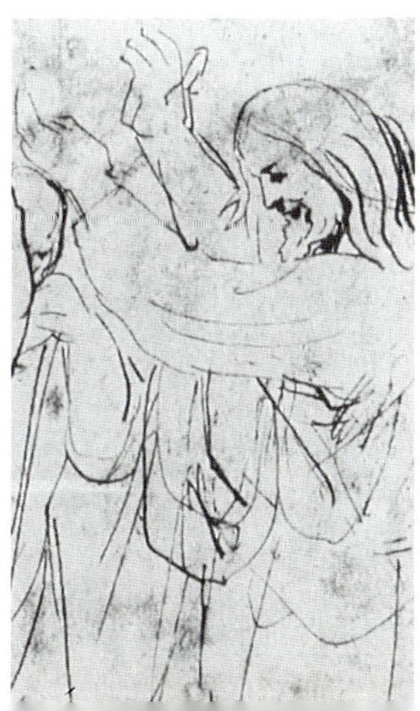

10 Wie Luther selbst anmerkt, verwendet er in seiner Übersetzung »Gemüt« für die Summe von Verstand, Vernunft, Gesinnung, Willen, Verlangen und Streben.

11 Lk 3, 8 (kein Anspruch auf das Heil durch Herkommen)

12 Hans Küng, a. a. O., S. 574

13 Im Johannesevangelium (Joh 3,36 u. 17,3) wird das diesseitige Leben in das ewige Leben einbezogen:
»Wer an den Sohn glaubt, der hat das ewige Leben.«
»Das ist aber das ewige Leben, dass sie dich ... erkennen.«

14 Heutige Polizeiberichte stellen fest, dass mehr »starke Männer« Opfer werden als alte, schwache Menschen.
Bei Skiunfällen gilt Ähnliches: Die schwersten Unfälle erleiden diejenigen, die glauben, alle Situationen zu beherrschen.

15 Hiob 19,17 (mein Odem ist zuwider meiner Frau, und den Söhnen meiner Mutter ekelts vor mir)

16 Im Urtext heißt es statt »er ging vorüber« drastischer: »er wich nach der entgegengesetzten Seite aus«.
(Thielicke, Mensch sein – Mensch werden, S. 339)

17 Priester, die mit Menschenblut in Berührung gekommen waren, mussten sich einer umständlichen rituellen Reinigung unterziehen (3. Mose 21, 1f.).

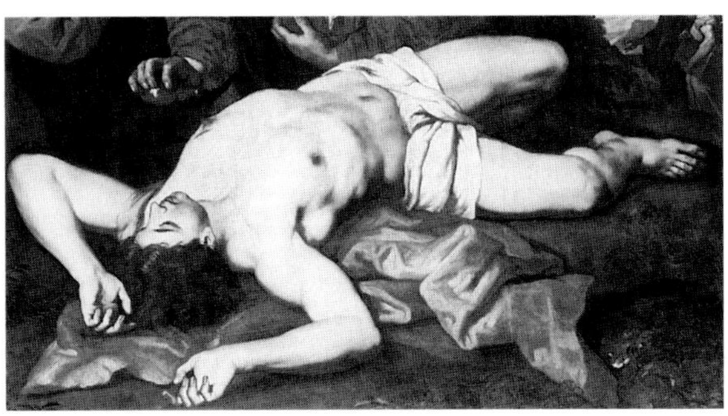

18 4. Mose 3, 7–8 (Amt der Leviten)

19 Im lateinischen Text heißt es vom Samariter: Descendit, er stieg herab. Das kann heißen, dass er zu dem in einem Graben liegenden Niedergeschlagenen hinabstieg, oder dass er vom Pferd absaß. Maler deuten »descendit« dahingehend, dass der Samariter auf einem Pferd, einem Maultier oder einem Esel angeritten kam und absaß.

20 Der Ausdruck Jammer kommt im NT nur selten vor:
Im Gleichnis vom Verlorenen Sohn (Lk 15,20): »Als er aber noch weit entfernt war, sah ihn sein Vater, und es jammerte ihn.«
Bei der Heilung der Blinden (Mt 20, 34).
Die Witwe in Nain, deren einziger Sohn gestorben war, jammerte Jesus (Lk 7, 13).

21 Die Eingeweide wurden damals als Sitz der Seele angenommen.

22 Ein Silberstück war ein Denar und entsprach damals dem Tagelohn eines Weinbergarbeiters (siehe Mt 20, 9).

23 1. Mose 14, 18–20 (Melchisedek bewirtet Abraham).

24 Ausschnitt aus dem Versepos von Hans Sachs (1496-1576). Bayerische Staatsbibliothek P. o. germ. 176d (59)
Zur besseren Lesbarkeit sind einige Buchstaben und Interpunktionen hinzugefügt.

25 Hervorzuheben sind Adolf Schlatter, Helmut Gollwitzer, Helmut Thielicke, Gerhard Schneider, Eduard Schweizer und vor allem François Bovon. Siehe Literatur.
Lukas schreibt sein Evangelium an Theophilus, einen römischen Beamten, dem er die Botschaft Christi erklären will. Viele Exegeten betonen deshalb, dass in Lukas 10 nicht der historische Jesus, sondern der »lukanische« Jesus redet.

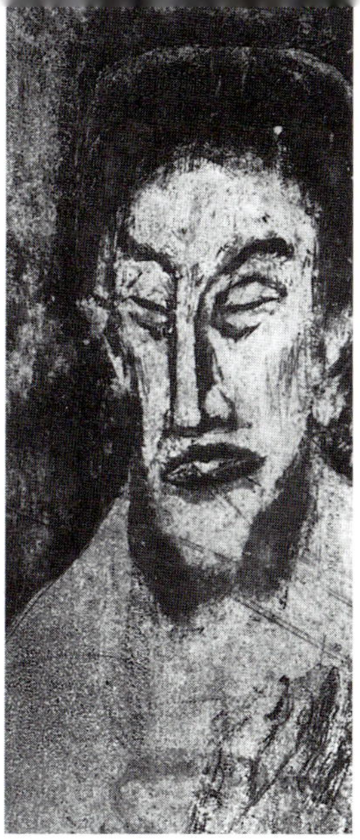

26 Hesekiel lässt Gott sprechen (Hes 16, 5f.):
Denn niemand sah mitleidig auf dich und erbarmte sich ...
sondern du wurdest aufs Feld geworfen ...
Ich aber ging an dir vorüber und sah dich in deinem Blut liegen und sprach zu dir, als du so in deinem Blut dalagst: Du sollst leben!

27 Lk 10, 38–42 (Christus bei Martha und Maria)

28 Lk 6, 39 (Kann ein Blinder einem Blinden den Weg weisen?)

29 Es gibt dazu eine satirische Glosse, die von einem Pfadfinder berichtet, der jeden Tag eine gute Tat vollbringen will. Er sieht eine gebrechliche Frau am Straßenrand stehen, nimmt sie am Arm und geleitet sie über die Straße. Erst dort findet die Frau Worte, dass sie ja gar nicht über die Straße, sondern in eine andere Richtung gehen wollte.

30 Die Ordensregel des Ritterlichen Ordens St. Johannis vom Spital zu Jerusalem (Johanniterorden) spricht Anfang des 12. Jh. von den »Herren Kranken«, und dass sich der dienende Ritter dem Kranken und seinen Bedürfnissen unterzuordnen habe.

31 Emmanuel Lévinas, a. a. O.

32 Martin Buber, Ich und Du. Lambert Schneider, Heidelberg 1983, S. 18 u. 37

33 Lk 3,11 (vom Teilen des Besitzes)

34 Hans Küng, a. a. O., S. 245f.

35 siehe Theophil Spoerri: Die Herausforderung des Existenzialismus.
Die Entscheidungsfrage unserer Generation.
Furche-Verlag, Hamburg 1954.

36 Ursula Nuber, a. a. O.

37 Ein klassisch literarisches Beispiel ist der grämliche, geizige Mr. Scrooge, der sich in Charles Dickens' »Christmas Carol« am Weihnachtsabend entschließt, seinen ärmsten Mitarbeiter zu besuchen und aus der Freude, die er bereitet, selbst überglücklich wird.

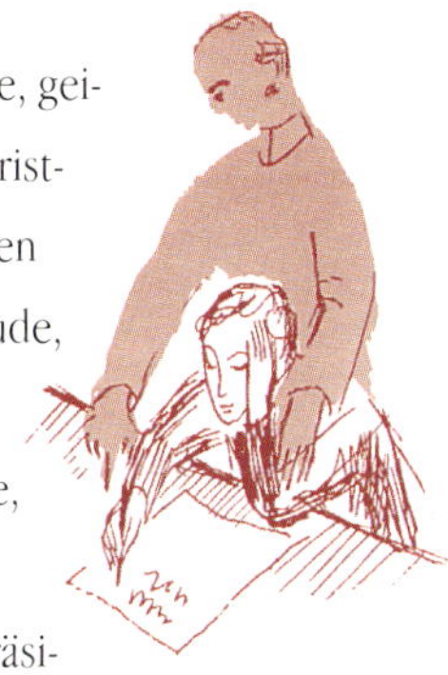

38 Viktor E. Frankl, Logotherapie und Existenzanalyse, a. a. O., S. 262.

39 Kein Geringerer als Max Huber, hochverdienter Präsident des IRK in den kritischen Jahren von 1928 bis 1947, weist in seinen »Betrachtungen über Evangelien und Rotkreuzarbeit« a. a. O. darauf hin, wie stark die Arbeit des nicht an Konfessionen oder Kirchen gebundenen Roten Kreuzes auf der Grundlage des Gleichnisses vom Barmherzigen Samariter erfolgt.

40 Arthur Schopenhauer, Die beiden Grundprobleme der Ethik, zitiert nach Wolfgang Seelig; Arthur Schopenhauers Gedanken zur Ethik, Bechtle-Verlag, Esslingen 1988, S. 108.

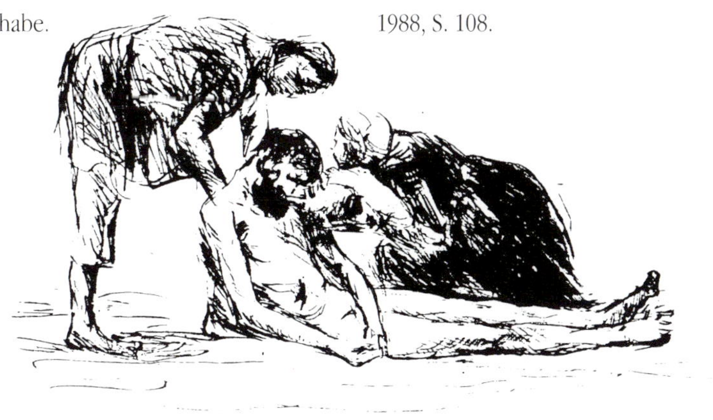

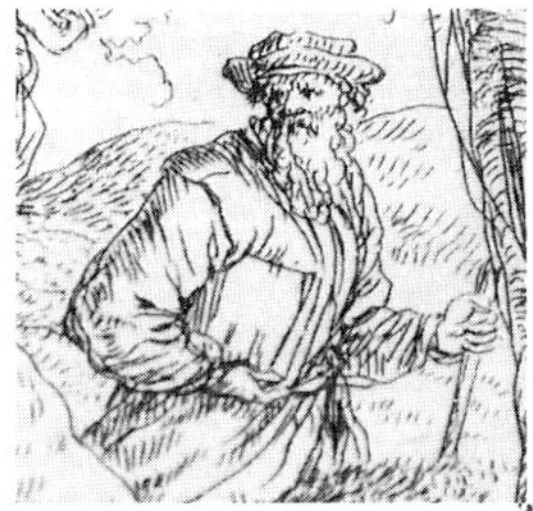

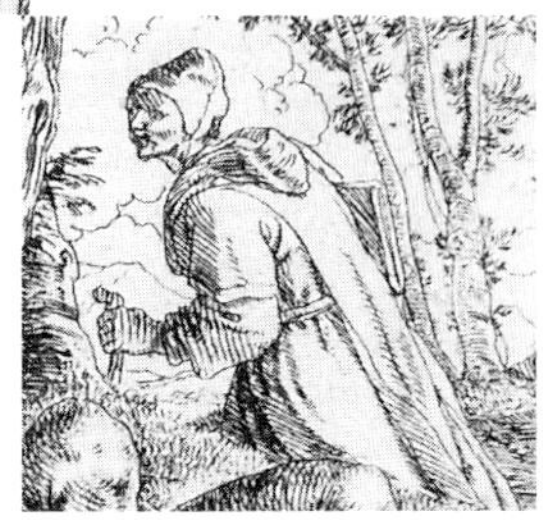

41 Eugen Drewermann schreibt im Vorwort zu Stefan Schmitz, In den Menschen der Bibel sich wiederfinden: »Man muss den Menschen verstehen, um Gott zu glauben. Und: Man muss die Gefühle von Menschen mitfühlen, man muss sie an sich selber durchleben und durchleiden, um zu wissen, was im Menschen geschieht, wenn Gott sich ihm naht.«

42 Bertold Brecht, Die Maßnahme. Ein Lehrstück, Juli 1930, siehe Literatur.

43 Ein typisches Beispiel: Der Fahrer eines Busses würde ja noch gern einer alten Frau, die nicht rechtzeitig zur Haltestelle kam, die Tür öffnen, aber sein Chef hat ihn angewiesen, in solchen Fällen keine Rücksicht zu nehmen.

44 Kol 1, 10–11

45 Die »Confessio Augustana« ist in evangelischen Gesangbüchern im Anhang abgedruckt. Sie ist eine ökumenisch anerkannte Grundlage.

46 Martin Luther, Sermon über die guten Werke. Siebenstern TB 40, 1965.

47 Mt 9,27; Mk 10, 47; Lk 17, 13.

48 Außerdem werden gelegentlich als weitere geistliche Werke der Barmherzigkeit aufgeführt:
Unwissende belehren (Kol 3, 16)
Schwankenden recht raten
Traurige ermuntern (1. Thess 5, 11–15)
Fehlende zurechtweisen (Mt 18, 15; Lk 17, 2)
Beleidigern verzeihen
Lästige gern ertragen
Für Lebende und Tote beten (1. Tim 2, 1)

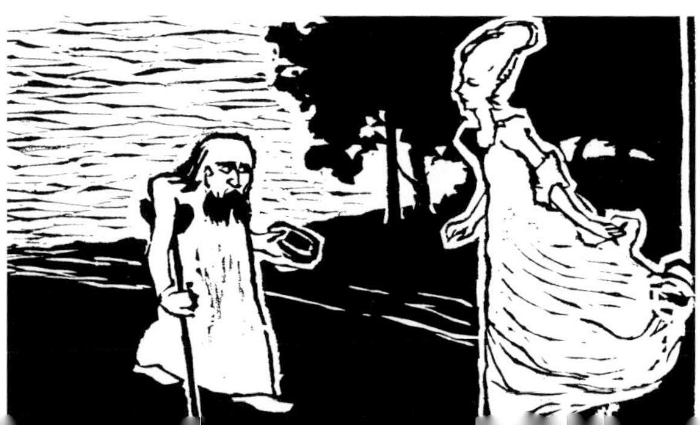

49 Weitere Stellen im NT, die eine Aufforderung zum Handeln geben: Mt 5, 19; Mt 7, 21 u. 24; Mt 23, 23; Lk 3, 21; Joh 7, 17; Joh 13, 17; Joh 15, 14.

50 Michael Sievernich SJ, Vortrag vor der Katholischen Akademie München, Juli 1997.

51 Die 150 000 Kinder, die der rumänische Diktator Ceaucescu ihren Müttern entreißen ließ, um sie als Staatskinder zu erziehen, sind ein weiteres grausiges Beispiel: Die Mehrzahl der Kinder ist verhaltensgestört und wird es lebenslang bleiben.

52 Ursula Nuber, a. a. O., S. 160

53 Die Funktion eines Lügendetektors beruht auf dem Anstieg der Hautfeuchtigkeit bei unangenehmen Fragen.

54 Zur Zeit Luthers war »Tröster« noch ein Rechtsbegriff, in Person eines Schlichters bei Vertragsstreitigkeiten. Im EKG Lied 124, 4. Strophe heißt es:
»Du höchster Tröster ... hilf ... wenn der Feind wird das Leben verklagen.« Als höchster Tröster galt der Heilige Geist; deshalb heißen die meisten mittelalterlichen Spitale »Zum Heiligen Geist«.

55 EKG Bayern, S. 667

56 Hananias ließ seinen Erzfeind Saulus in Damaskus aufnehmen, Apg. 9, 17

57 Albino Luciani, a. a. O.

58 siehe auch 1. Kor 13 (Das Hohelied der Liebe)

59 Hans Küng, a. a. O., S. 253. Siehe Mt 23, 11–12; Lk 14, 11.

60 Mk 8, 35 (denn wer sein Leben erhalten will, der wirds verlieren)

61 Alle Hilfsorganisationen bieten die Ausbildung an:
Arbeiter-Samariter-Bund (ASB),
Deutsches Rotes Kreuz (DRK),
Malteser Hilfsdienst (MHD),
Johanniter-Unfall-Hilfe (JUH).

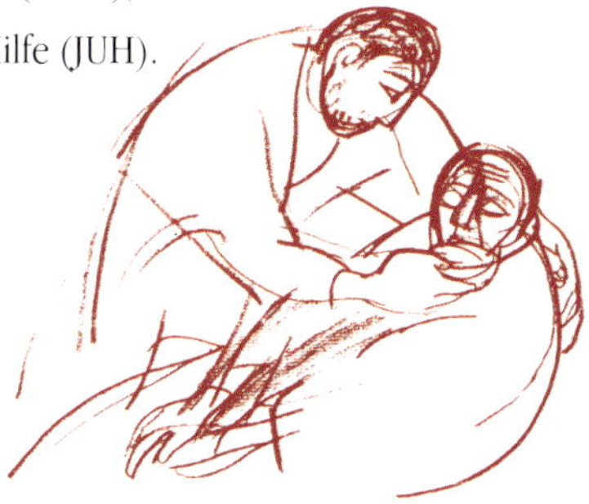

62 A. Lucs: The Healing Power of Doing Good, New York 1991, zitiert in Nuber a. a. O., S. 122, meint, dass die Hilfe an anderen den Helfer gesund macht.

63 Es war ein Grundsatz des 1986 von Terroristen ermordeten Siemens-Vorstandes Professor Karlheinz Beckurts: »Hart verhandeln, aber dabei immer an diejenigen denken, die von den Maßnahmen betroffen sind.«

64 Hans Küng, a. a. O.

65 Kulturhistorisch ist das eine Wende gleicher Qualität wie die, die Benedikt von Nursia herbeiführte, als er Arbeit als gottgewollt für freie Menschen erklärte. Der Wahlspruch der Benediktiner: Ora et labora ist ein abendländischer Begriff geworden. Man übersieht dabei leicht, dass bis ins 5. Jahrhundert Arbeit eine Sache von Sklaven war. Die Krankenpflege war bis zum 12. Jh. eine Angelegenheit von Frauen oder unteren Bediensteten. Dass freie Männer, sogar Ritter sich der Krankenpflege annahmen, war ein absolutes Novum.

66 Zum Vergleich: der Kölner Dom ist innen nur 135 m lang.

67 Theologische Real-Enzyklopädie, Band 15, 1986, S. 600.

68 Die Stadt Goslar nimmt für sich in Anspruch, das älteste Bürgerspital gegründet zu haben: das 1554 Johannes dem Täufer geweihte »Spital zum Heiligen Kreuz«.

69 Hans Küng, a. a. O.

70 Apg 6, 3 (Wahl der Armenpfleger)

71 Louis Réau in Iconographie de l'Art chrêtienne, Paris 1956.

72 Hans Koepf, Das Ulmer Rathaus. Herausgegeben (ohne Datum) vom Hauptamt der Stadt Ulm.

73 Hugo Rahtgens / Wolfgang Erdmann (Hrsg.) in: Der Wagen. Ein Lübecker Jahrbuch 1986, S. 214–228.

74 Van Gogh malte dieses Bild in Anlehnung an Eugen Delacroix seitenverkehrt.

75 Joh 15, 5 (ohne mich könnt ihr nichts tun)

76 Unter Typologie versteht man in der Kunstgeschichte die bildhafte Gegenüberstellung von Themen aus dem Alten und Neuen Testament, die Parallelen aufweisen.

77 Ursula Nuber, a. a. O., S. 96ff.

78 Diese Zeichnungen wurden nach der Hansaschüssel vom Hof Mulbach bei Binsfeld/Eifel des Rheinischen Landesmuseums Trier angefertigt. Eine weitere Hansaschüssel mit dem Samaritergleichnis ist im Museum Duffel (Niederlande) zu sehen. Weiteres zu Hansaschüsseln bei Josepha Weitzmann-Fiedler, Romanische gravierte Bronzeschalen, München 1981.

79 Bild 21 und 22 sind der Monographie von Ursula Orlowsky, Narziss und Narzissmus im Spiegel von Literatur, Bildender Kunst und Psychoanalyse, München 1992 entnommen.

80 Anna Maria Cetto: Der Barmherzige Samariter in Kaiserevangelien. CIBA-Symposium 7, 1959.

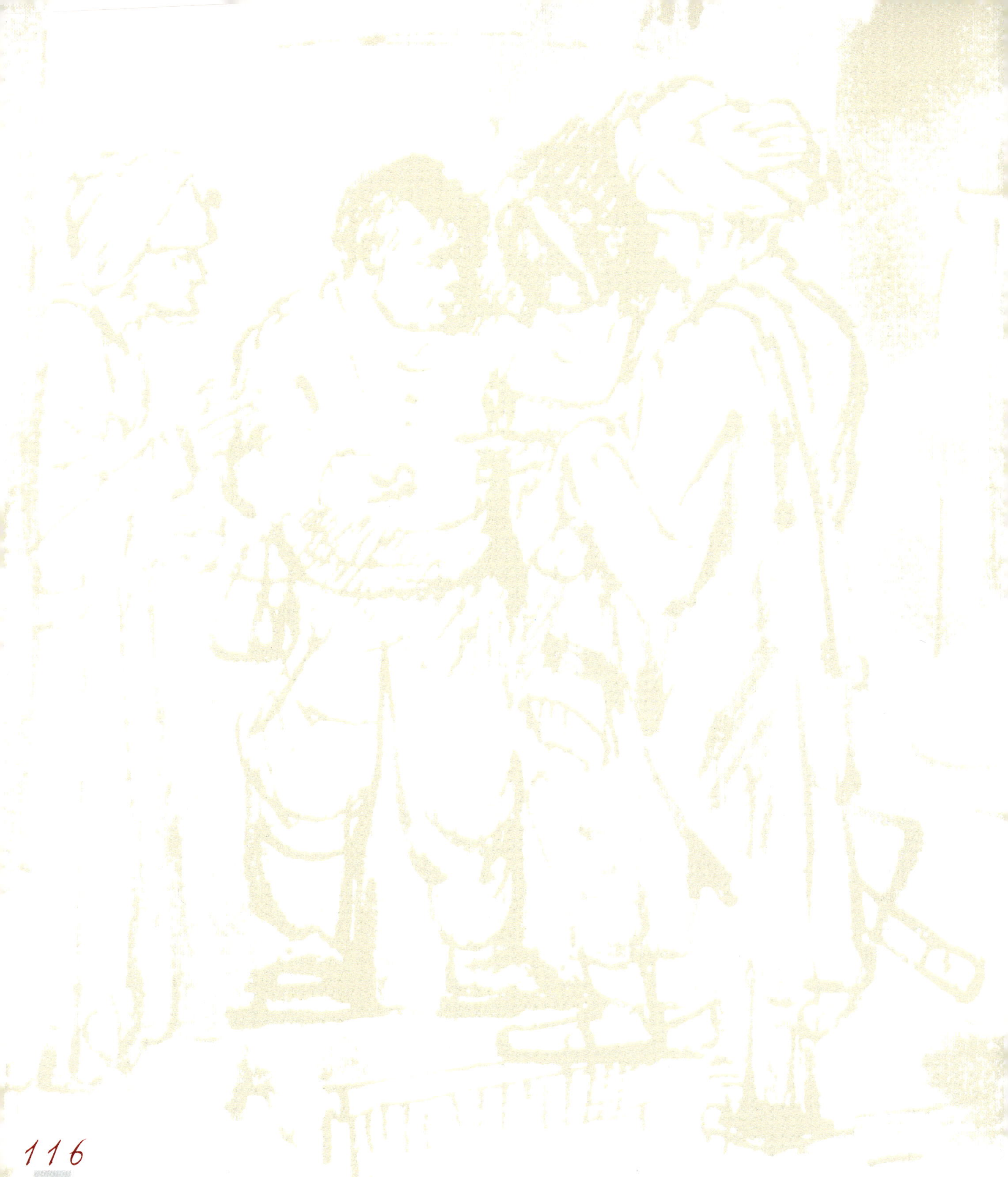

Literatur

W. Bezzenberger und W. Erk (Hrsg.): Gott im anderen. Ein diakonisches Lesebuch. J. F. Steinkopf Verlag, Stuttgart 1977

François Bovon: Das Evangelium nach Lukas. Evangelisch-katholischer Kommentar (EKK) zum Neuen Testament, Band III/2. Benzinger/Neukirchner Verlag 1996 (Zusammenfassender Überblick über die wichtigsten Kommentare mit umfassender Literatur)

Bertold Brecht: Die Maßnahme. Ein Lehrstück. (1939) Kritische Ausgabe mit einer Spielanleitung von Reiner Steinweg, edition suhrkamp 415, Frankfurt/Main 1972

Günther Dehn und Georg Eichholz (Hrsg.): Herr tue meine Lippen auf. Die altkirchlichen Evangelien. Bd. I Emil Müller Verlag Wuppertal-Barmen 1954

Walter Dirks: Die Samariter und der Mann aus Samaria. Vom Umgang mit der Barmherzigkeit. Lambertus-Verlag, Freiburg/Brsg. 1985

Georg Eichholz: Jesus Christus und der Nächste. (Auslegung des Gleichnisses) Verlag d. Erziehungsvereins Neukirchen 1955

Viktor E. Frankl: Der Mensch vor der Frage nach dem Sinn. Piper, München 1982
Logotherapie und Existenzanalyse. Piper, München 1987
Der Mensch vor der Frage nach dem Sinn. In: Psychotherapie für den Alltag. Herder, Freiburg 1992

Hellmut Gollwitzer: Die Freude Gottes – Einführung in das Lukasevangelium. Berlin/Gelnhausen 9. Auflage 1979

Max Huber: Der Barmherzige Samariter. Betrachtungen über Evangelium u. Rotkreuzarbeit. Verlag Hans Huber, Bern–Stuttgart–Wien 1975 (Max Huber war von 1928 bis 1947 Präsident des Internationalen Roten Kreuzes und wird als der große geistige Führer der Rotkreuzbewegung in den Schreckensjahren des Zweiten Weltkriegs angesehen.)

Walter Jens (Hrsg.): Der Barmherzige Samariter. Kreuz-Verlag, Stuttgart 1973
Wiederauflage mit neuem Titel: Vom Nächsten. Das Gleichnis v. Barmherzigen Samariter. Deutscher Taschenbuchverlag, München 1984

Hans Günter Klemm: Das Gleichnis vom Barmherzigen Samariter. Verlag W. Kohlhammer, Stuttgart–Berlin–Köln–Mainz 1973 (Geschichte der Auslegung)

Hans Küng: Christ sein. (1974). Serie Piper, Band 1736, Neuausgabe 1993

Emmanuel Lévinas: Dialog. In: Böckle, Kaufmann, Rahner, Welte (Hrsg.): Christlicher Glaube in moderner Gesellschaft, Bd. 1, Freiburg–Basel–Wien 1981

Hans Lilje: Der Auftrag des Barmherzigen Samariters in der gegenwärtigen Welt. Predigt zum Wichern-Jubiläum 1959

Walter Lüthy: Das Lukasevangelium. Band I. Verlag Friedrich Reinhardt, Basel 1962

Albino Luciani: Das Beispiel des Samariters. Die Exerzitien des Bischofs von Vittorio Veneto 1965, der 1978 als Johannes Paul I. bis zu seiner Ermordung 33 Tage Papst war. Verlag Styria, Graz–Wien–Köln 1982 (In diesem Buch wird die Beispielgeschichte vom B. S. in ihrer Abfolge in wunderbarer Weise heilsgeschichtlich ausgelegt.)

Ursula Nuber: Die Egoismusfalle. Warum Selbstverwirklichung so oft einsam macht. Kreuz-Verlag, Zürich u. Stuttgart 1993 (Psychologisch-kritische Analyse unseres heutigen Individualismus)

Adolf Schlatter: Erläuterungen zum Neuen Testament, I. Band, Stuttgart 1922

Gerhard Schneider: Das Evangelium nach Lukas. Ökumenischer Taschenbuchkommentar, Band 3/1. Echter-Verlag 1977

Eduard Schweizer: Das Evangelium nach Lukas in: Neues Testament Deutsch (NTD) Band 3 (Nachfolgeband von K. H. Rengstorf), Vandenhoeck & Ruprecht, Göttingen 1982

Otto Speck: System Heilpädagogik, 3. völlig neubearbeitete u. erweiterte Auflage. Ernst Reinhardt Verlag, München–Basel 1996 (Standardwerk; Lehrbuch)

Gerd Theißen: Die Legitimationskrise des Helfens und der Barmherzigen Samariter.
In: G. K. Schäfer u. Th. Strohm (Hrsg.):
Diakonie – biblische Grundlagen und Orientierungen. Ein Arbeitsbuch zur theologischen Verständigung über den diakonischen Auftrag. Heidelberger Verlagsanstalt 1996

Helmut Thielicke: Das Bilderbuch Gottes. Reden über die Gleichnisse Jesu (1957)
Quell-Verlag, Stuttgart, 7. Taschenbuchauflage 1995
Mensch sein – Mensch werden. Entwurf einer christlichen Anthropologie. Piper-Verlag, München–Zürich 1976. Seite 289–291: Die Geschichte vom B. S. in neuer Perspektive.

G. Uhlhorn, Abt zu Loccum: Christliche Liebestätigkeit.
Band 1: in der Alten Kirche, Stuttgart 1882
Band 2: im Mittelalter, Stuttgart 1884
Band 3: nach der Reformation, Stuttgart 1890
Neuauflage 1959 Wiss. Buchgesellschaft Darmstadt

Gottfried Voigt: Der schmale Weg.
Homiletische Auslegung der Predigttexte der Reihe 1.
Evangelische Verlagsanstalt, Berlin 1978

Heinz Vonhoff: Samariter der Menschheit.
Christliche Barmherzigkeit in Geschichte und Gegenwart. Claudius-Verlag, München 1977
(Umfassende Geschichte der Barmherzigkeit vom Altertum bis zur Neuzeit.)

Bildnachweis

Die Herkunft der Bilder ist weitgehend aus den Bildunterschriften zu ersehen.

Für Hinweise auf Bilder und die Bereitstellung ist zu danken:
R. Graf Castell-Rüdenhausen (Bild 73),
Prof. Jontes, Leoben (Bild 4, 23, 33, 51, 71),
Pfarrer Christian Kaiser, Haar (Bild 77, 78),
Frau Dr. Herta-Florence Pridat, München (Bild 15, 32, 81),
Pfarrer Christian Wendebourg, München (Bild 80).

Für die Genehmigung der Bildwiedergabe danken wir:
den in den Bildunterschriften genannten Museen,
der Staatlichen Graphischen Sammlung München
(Bild 5, 7, 10, 12, 14, 24, 30),
der Bayerischen Staatsbibliothek (Bild 37, 52, 53, 54),
dem Fotografen Roland Fischer, München (Bild 76),
Walter Habdank, Aufkirchen (Bild 28),
dem Fotografen Alexander Heintz, München (Bild 43),
der Johanniter-Unfall-Hilfe (Bild 40, 41, 46, 47, 50, 82),
dem Malteser Hilfsdienst (44, 45),
Lutz Naumann, Naumburg (Bild 58),
der Stadt Ulm (Bild 51),
dem Wienand-Verlag (Bild 49) aus Johanniterorden/
Malteserorden, Köln 1970.

Wo Angaben fehlen, stammen die Bilder aus dem Besitz des Autors.

Impressum

Dr. Friedrich-August von Metzsch (1920), nach der Rückkehr aus der Kriegsgefangenschaft 1949-1955 Studium der Chemie in Göttingen.
1956-1982 Tätigkeit in der chemischen und der keramischen Industrie. 1983-1990 Tätigkeit für die UNIDO bei Industrieprojekten in Sri Lanka und China.
Ehrenamtlich Bezirksbeauftragter der Johanniter-Unfall-Hilfe im Ruhrgebiet (1960-1963). Leiter des Arbeitskreises München des Johanniterordens (1973-1990). Initiator und Organisator der monatlichen Biblischen Bildbetrachtungen in den Münchener Pinakotheken (seit 1990).

hänssler-Bildband
Bestell-Nr. 393.040
ISBN 3-7751-3040-3

Umschlaggestaltung und Innenlayout: Martina Stadler
Titelbild: Francesco Da Ponte, gen. Francesco Bassano (1549-1592) Der Barmherzige Samariter, um 1575, Kunsthistorisches Museum Wien.
Printed in Italy